Das Schielen.
Ätiologie, Pathologie und Therapie.

Von

Claud Worth, F. R. C. S.

Autorisierte deutsche Ausgabe

von

Dr. E. H. Oppenheimer.

Mit 25 Textfiguren.

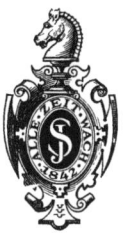

Berlin.
Verlag von Julius Springer.
1905.

ISBN-13:978-3-642-89414-5   e-ISBN-13:978-3-642-91270-2
DOI: 10.1007/978-3-642-91270-2

Alle Rechte vorbehalten.

Vorwort.

Auf Grund von Untersuchungen an einer sehr grossen Anzahl von Schielfällen und jahrelang fortgesetzter Beobachtung der erzielten Behandlungsresultate sowie durch Erforschung der Sehfunktionen bei normalsichtigen Personen habe ich mich bemüht, einen Einblick in die Ursachen und die Pathologie des Schielens zu gewinnen. Die von mir aufgestellten Behandlungsmethoden sind das Ergebnis dieser Beobachtungen.

Zu äusserst unbefriedigenden Erfolgen führt in Fällen von konstantem monokularem Strabismus convergens die übliche Schulbehandlung mittelst Gläser und Operation. In ungefähr einem Drittel dieser Fälle werden die Augen mit der Zeit infolge des Gläsertragens geradestehend; in den übrigen zwei Dritteln lässt sich die Entstellung auf operativem Wege mehr oder weniger beseitigen; doch geht in einem noch höheren Prozentsatz der Fälle die Sehkraft des Schielauges zum grossen Teil verloren, und die Möglichkeit eines selbst notdürftigen binokularen Sehakts gehört geradezu zu den Ausnahmen.

Auf der anderen Seite pflegen Fälle von monokularem Schielen, bei denen die Behandlung frühzeitig einsetzt und nach den im folgenden beschriebenen Methoden durchgeführt wird, fast stets zur völligen Heilung zu gelangen. Beide Augen behalten ein gutes Sehvermögen und volles binokulares Sehen.

Seit dem Jahr 1893 habe ich ausführliche Aufzeichnungen über jeden, mir zur Beobachtung gekommenen Schielfall aufbewahrt. Von 2337 Schielfällen und Heterophorien besitze ich Aufzeichnungen; 1729 darunter waren mit einem Strabismus convergens behaftet. Die Patienten entstammen den ambulanten Abteilungen der Westham und East London Hospitäler, des Loughborough und des Royal

London Ophthalmic Hospital (Moorfields); ausserdem meiner eigenen Privatpraxis.

Den Herren Silcock und Holmes Spicer bin ich zu grossem Dank dafür verpflichtet, dass sie mir gestatteten, ihre ambulanten Schielfälle in Moorfields über einen Zeitraum von fast vier Jahren zu untersuchen und zu behandeln.

Herrn R. E. Hanson danke ich für seine wertvolle Hilfe bei der Ausarbeitung des statistischen Materials meiner Fälle.

138, Harley Street, London W.

Dr. Claud Worth.

Vorwort zur deutschen Ausgabe.

Die günstige Aufnahme, die das vorliegende Werk in England und Amerika gefunden hat — war doch die erste Auflage innerhalb Jahresfrist vergriffen —, rechtfertigt um so mehr eine Übertragung ins Deutsche, weil die neuen und gedankenreichen Ausführungen des Verfassers zum ersten Male die Therapie des Schielens, die bei uns in Deutschland erst spät und fast ausschliesslich optisch-operative Wege einschlägt, eigenartig, zielbewusst und erfolgreich ausgestalten.

In der deutschen Ausgabe, die eine möglichst sinn- und stilgetreue Wiedergabe des Originals bezweckt, sind im Einverständnis mit dem Verfasser die Einleitung, einige wenige Krankengeschichten und das Figurenverzeichnis weggelassen worden; von mir stammen nur einige nebensächliche (autorisierte) Zusätze bezw. Erklärungen und die der grösseren Übersichtlichkeit wegen eingeführte Differenzierung des Textes durch verschiedenartigen Druck.

Berlin, August 1904.

Dr. E. H. Oppenheimer.

Inhaltsverzeichnis.

Kapitel I.
Binokulares Sehen.

Seite

Binokulares Sehen für die Ferne und für die Nähe. — Die verschiedenen Grade und Prüfungen zur Feststellung des binokularen Sehens. — Der Versuch mit den vier Farbenkreisen, das Amblyoskop, der Heringsche Fallversuch. — Der normale Entwickelungsgang des Fusionsvermögens . . . .   1—12

Kapitel II.
Strabismus concomitans convergens.

Allgemeine Beschreibung. — Klinische Arten. — Exklusion des dem Schielauge zugehörigen Bildes. — Künstlich hervorgerufene Diplopie. — Wesen der Diplopie. — Amblyopie bei Strabismus convergens. — Zentrale Fixation des Schielauges. — Falsche Fixation. — Falsche Macula. — Monokulare Diplopie. — Unechtes Schielen der Säuglinge. — Spontane Heilung des Schielens. — Allgemeiner Verlauf eines nicht behandelten Falles. — Zeitlicher Beginn des Schielens. — Der Refraktionsfehler der Schielenden. — Statistische Tabellen   12—25

Kapitel III.
Ätiologie des Strabismus convergens.

Allgemeine Vorbemerkungen. — Muskeltheorie. — Theorie von Donders. — Ätiologie. — Wesentliche Ursache ist ein mangelhaft entwickeltes Fusionsvermögen. — Erörterung anderer Anlässe. — Einfluss der Vererbung. — Beweis, dass die mangelhafte Entwickelung des Fusionsvermögens die wesentliche Ursache bildet . . . .   25—35

Kapitel IV.
Kongenitale und erworbene Amblyopie.

Kongenitale Amblyopie. — Erworbene Amblyopie. — Beispiele. — Amblyopie in Fällen von Einwärtsschielen. — Statistische Tabellen . . . . 35—46

Kapitel V.
Gang der Untersuchung in einem Fall von Strabismus.

Entstehungsgeschichte. — Art des Schielens. — Deckprobe, Spiegelprobe, Differentialdiagnose zwischen Lähmung und Schielen. — Zentrale Fixation. — Augenbewegungen. — Dynamische Konvergenz. — Sehprüfung mittelst Snellenscher Tafeln oder Elfenbeinkugeln. — Untersuchung des Fusionsvermögens. — Messung des Schielwinkels. — Deviometer, Tangentenskala von Maddox, Bandmethode von Priestley Smith, Perimeter-Methode. — Bestimmung der Refraktion . . . . 46—58

Kapitel VI.
Behandlung des Strabismus convergens.

Gesichtspunkte für die Behandlung und einzelne Massnahmen. — Optische Korrektion. — Brillen der Kinder und Säuglinge. — Ausschluss des fixierenden Auges. — Einträufelung von Atropin ausschliesslich in das fixierende Auge. — Übungen des Fusionsvermögens. — Indikationen und Wahl des operativen Verfahrens. — Alternierendes und periodisches Schielen 58—71

Kapitel VII.
Die Übung des Fusionsvermögens.

Einleitende Bemerkungen. — In welchem Alter lässt sich das Fusionsvermögen üben. — Das Amblyoskop. — Der Beleuchtungsapparat. — Die drei Arten der Figurenplatten. — Fusionsübungen. — Verfahren, um ein Unterdrücken des Bildes zu verhüten. — Gleichzeitige Wahrnehmung, Verschmelzung der Bilder und das Vergrössern der Fusionsamplitude . . . 71—81

Kapitel VIII.
Zur Behandlung des Strabismus convergens. Erläuternde Krankengeschichten. 82—90

Inhaltsverzeichnis. VII

Seite

Kapitel IX.
Strabismus divergens.

Strabismus divergens myopicus, Entstehungsart und Behandlung. — Infantiler Strabismus divergens myopicus. — Strabismus divergens neuropathicus, klinische Beschreibung und Behandlung. — Nicht konkomittierende, divergierende Schielformen (mit Ausschluss der paralytischen): Divergenz hochgradig myopischer, Divergenz erblindeter Augen, Divergenz nach Tenotomie des Internus . . . . 90—95

Kapitel X.
Heterophorie.

Orthophorie. — Heterophorie, Arten und Symptome. — Verfahren, um das Muskelgleichgewicht zu prüfen. — Esophorie. — Exophorie. — Hyperphorie. — Cyklophorie. — Erläuternde Beispiele . . . . 95—113
Insuffizienz der dynamischen Konvergenz . . . . 113—115

Kapitel XI.
Operationen an den äusseren Augenmuskeln.

Vorlagerung. — Operationsverfahren nach dem Verfasser. — Muskel-Kapselvorlagerung. — Sekundäre Vorlagerung. — Tenotomie. — Komplette mittlere Tenotomie . . . . . . 115—127

Anhang.

Einzelheiten über die mit kongenitaler Amblyopie behafteten Fälle. — Prismen und dezentrierte Linsen. — Masse des Deviometers . . . . 128—131

Sachregister . . . . 133—134

Kapitel I.

Binokulares Sehen.

Befinden sich beide Augen in der Primärstellung, d. h. blickt man geradeaus in die Ferne, dann decken sich die beiderseitigen Gesichtsfelder überall mit Ausnahme eines je temporal gelegenen Sektors von ca. 35^0. Mit anderen Worten, der Normalsichtige sieht alles mit beiden Augen zugleich, ausgenommen solche Gegenstände, die links oder rechts in der äussersten Peripherie liegen.

Richten wir unsere Aufmerksamkeit auf einen entfernten Gegenstand, dann werden die Augen in eine solche Stellung gebracht, dass ein Bild des Gegenstandes zu gleicher Zeit auf der Mitte beider Netzhäute zustande kommt. In ähnlicher Weise werden alle anderen Gegenstände, soweit sie innerhalb jener Grenzen des gemeinsamen Gesichtsfeldes liegen, auf funktionell identischen Teilen der Netzhaut abgebildet. Die von beiden Augen so vermittelten Eindrücke werden im Gehirn derart verschmolzen, dass wir uns nur eines einzigen Bildes bewusst werden. Dieser psychische Akt der Verschmelzung der beiden Gesichtseindrücke ist es, was wir binokulares Sehen nennen.

Komplizierter ist der Vorgang, wenn für nahe Gegenstände binokular gesehen wird, insofern, als das Gehirn Bilder zur Verschmelzung bringen muss, die grösstenteils auf geometrisch nicht identische Punkte beider Netzhäute fallen.

In Fig. 1 blicken beide Augen nach dem in der Mittellinie befindlichen Gegenstand O, dessen Bilder jeweils in der Macula (ML und MR) zustande kommen. Nun liegt es auf der Hand, dass nur solche Gegenstände sich auf der Macula des rechten Auges abbilden können, die sich auf der Linie $MR-O$ oder deren Verlängerung nach vorn befinden; in analoger Weise bilden sich nur die auf der Linie $ML-O$ gelegenen Gegenstände in der

Kapitel I. Binokulares Sehen.

linken Macula ab. Es sei O^2 ein Gegenstand, der auf der Linie $ML-O$ liegt; ein Bild von O^2 wird in der rechten Macula zustande kommen.

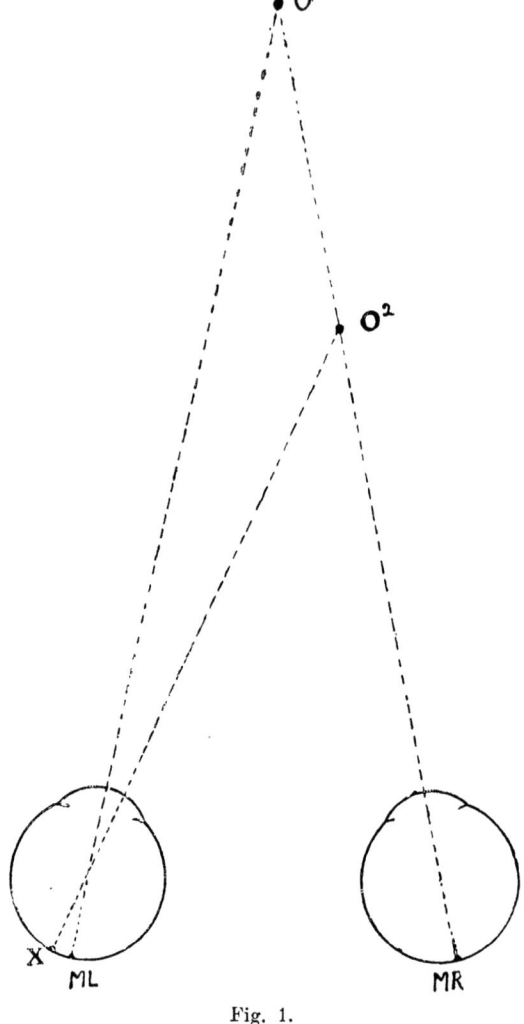

Fig. 1.

Das von dem linken Auge empfangene Bild wird jedoch nicht auf eine identische Stelle, sondern auf X fallen, ziemlich nach aussen von der Macula

Als praktisches Beispiel führe ich folgendes an: Man fixiere einen entfernten Gegenstand und halte sich nun einen Finger ungefähr 45 cm vor beide Augen. Man wird ihn doppelt sehen; das linke Bild gehört dem rechten Auge, das rechte dem linken Auge an (gekreuzte Doppelbilder). Fixiert man danach den Finger, dann erscheint der entfernte Gegenstand verdoppelt; diesmal handelt es sich jedoch um gleichnamige Diplopie.

Diese „physiologische Diplopie" muss eigentlich immer stattfinden, so z. B. wenn wir im Zimmer umherblicken, und doch ist man sich für gewöhnlich dessen nicht bewusst, dass doppelt gesehen wird. Dass wir gewohnheitsmässig von der Diplopie verschont bleiben, geschieht nicht durch Unterdrückung eines der beiden Bilder, sondern ist die Folge der wunderbaren Leistungsfähigkeit des Fusionsvermögens.

Ein einfacher Versuch veranschaulicht diese Leistungsfähigkeit. Man stelle in das Amblyoskop (Fig. 6, S. 73) die Figurenplatten, wie sie Fig. 8, S. 76 zeigt. Es werden die beiden Ringe zur Verschmelzung gebracht und die Kontrollzeichen, eines auf jeder Seite, gesehen. Nun lässt man die beiden Röhren divergieren. Wenn die äusserste Grenze der Divergenz der Sehachsen fast erreicht wurde, werden die Ringe noch verschmolzen, doch entfernen sich die Kontrollzeichen auf beiden Seiten weiter und weiter von ihnen. Sowie die Grenze überschritten wird und eine Fusion nicht mehr ausgeübt werden kann, dann schnellen die beiden Ringe plötzlich auseinander. Da jeder Ring sich auf demselben Glas zugleich mit dem Kontrollzeichen befindet, so ist eine Änderung der Distanz in Wirklichkeit ausgeschlossen; doch vermag das Gehirn die Bilder der Ringe bis zu einer gewissen Grenze selbst dann noch zu verschmelzen, wenn sie nicht mehr auf anatomisch identische Netzhautstellen gefallen waren. Dieser Versuch beweist, wenn es eines solchen Beweises bedarf, dass die Fusion einen rein psychischen Vorgang darstellt; sie ist nicht lediglich durch die Erregung identischer Nervenendigungen jeder Netzhaut zu erklären.

Da wo jedes Auge einzeln Sehvermögen besitzt, ein binokularer Sehakt jedoch fehlt, muss einer der beiden folgenden Möglichkeiten vorliegen: 1. Das Bewusstsein empfängt zwei getrennte Eindrücke, je von einem Auge, so z. B. wenn ein Externus gelähmt ist. 2. Das Bewusstsein registriert nur die Eindrücke des einen Auges, ohne auf die des anderen zu achten, d. h. diese werden unterdrückt, wie z. B. gewöhnlich beim konvergierenden Schielen.

Kapitel I. Binokulares Sehen.

Grade des binokularen Sehens.

Die meisten Leute, die binokular sehen, besitzen diese Eigenschaft in vollem Masse. Doch wird jedermann, der bei einer einigermassen grossen Reihe von Schielenden orthoptische Übungen vorgenommen hat, die Wahrnehmung machen, dass alle binokular Sehenden sich zwanglos je nach dem Grad dieser ihnen zukommenden Eigenschaft in drei scharf getrennte Klassen unterbringen lassen; dieselben zeigen folgendes Verhalten:

I. Grad: Gleichzeitige makuläre Wahrnehmung.
II. Grad: Echte Fusion mit einer gewissen Fusionsbreite.
III. Grad: Tiefenwahrnehmung.

I. Gleichzeitige makuläre Wahrnehmung. Ein Patient, der nur über diesen Grad des binokulären Sehens verfügt, wird Stereoskopbilder als zwei getrennte Bilder sehen, die sich nur dann decken und ein einziges bilden, wenn sie in eine gewisse, den selbständigen Richtungen der Sehachsen entsprechende Stellung zueinander gebracht werden. Der Wunsch nach binokularem Sehen fehlt, so dass der Patient sich nicht bemüht, die Fusion aufrecht zu erhalten.

II. Echte Fusion mit einer gewissen Fusionsbreite. Ein Patient dieser Kategorie wird nicht nur die beiden Netzhautbilder verschmelzen, sondern er kann sich auch einigermassen bemühen, die Fusion aufrecht zu erhalten. Wenn die Stereoskopbilder, solange ein solcher Patient sie verschmilzt, einander genähert oder entfernt werden, so werden im Interesse des binokularen Sehakts die Augen bis zu einer gewissen Grenze Folge leisten.

III. Tiefenwahrnehmung. Beide Augen sehen von einem verschiedenen Standort aus. So kommt es, dass beim Anblick irgend eines körperlichen Gegenstandes, wie z. B. einer Säule, das rechte Auge die entsprechende Seite des Gegenstandes in grösserer Ausdehnung sehen wird, während das linke Auge andererseits mehr von der linken Seite der Säule sieht. Die abweichenden Stellen der geringfügig verschiedenen Bilder, welche die beiden Netzhäute auf diese Weise empfangen, werden nicht unterdrückt, wie es der Fall ist, wenn der Patient nur über den 2. Grad verfügt, noch hat der Beobachter die Empfindung, doppelt zu sehen. Der psychische Vorgang, der die beiden, ein wenig verschiedenen Reihen von Gesichtseindrücken sich verschmelzen lässt, ermöglicht es, die Tiefendimensionen der umgebenden Gegenstände, sowie deren gegenseitigen Abstand zu würdigen.

Zwischen dem 1. und dem 2. Grad besteht eine grosse Kluft, während der Patient, der über den 2. Grad verfügt, sich gewöhnlich auch den 3. Grad erwirbt.

Ebenso bedeutungsvoll wie der Grad des binokularen Sehens ist die Intensität desselben. Ein Patient, dessen Fusionsvermögen schwach entwickelt ist, kann, günstige Bedingungen vorausgesetzt, möglicherweise selbst den höchsten Grad des binokularen Sehens besitzen. Die Intensität seiner Fusionstendenz wird jedoch gering bleiben, so dass er unter ungünstigen Umständen leicht die Mühe aufgibt und nur das eine Auge benutzt. Wer aber andererseits ein gut entwickeltes Fusionsvermögen besitzt, der wird ein solch lebhaftes Verlangen nach binokularem Sehen haben, dass nichts ihn zu dessen Aufgabe veranlassen wird, solange beide Augen geöffnet sind (ausgenommen natürlich eine Muskellähmung, in diesem Falle wird er an andauernder und unerträglicher Diplopie leiden).

Prüfungen zur Feststellung des binokularen Sehens.

Der Versuch mit den vier Farbenkreisen. Eine bequeme klinische Prüfung, die ich seit einigen Jahren dauernd in Anwendung ziehe, ist eine Abänderung der Snellenschen Untersuchung mittelst farbiger Gläser. In Ermangelung eines besseren Namens mag man ihn wie oben benennen.

Ein rein rotes Glas gestattet nur den Durchgang der roten Lichtstrahlen, ebenso wie ein grünes Glas nur die grünen Strahlen durchlässt. Demnach wird man durch ein grünes Glas das Licht nicht erblicken können, das vorher durch ein rotes Glas durchgegangen ist und umgekehrt.

Eine einfache Scheibe geschliffenen Glases von 30 auf 22 cm Grösse wird auf der Rückseite mit tiefschwarzem Papier beklebt, welches vier kreisförmige Ausschnitte von je 7 cm Durchmesser aufweist, wie Fig. 2 zeigt. Der untere Ausschnitt bleibt, wie er ist; hinter den oberen kittet man ein Stück rotes Glas, hinter die beiden anderen je ein grünes. Die Platte wird entweder an das Fenster gehängt oder vor eine elektrische oder andere Lichtquelle gestellt.

Der Patient steht 5 bis 6 m entfernt und trägt in der Probierbrille ein rotes Glas vor dem rechten, ein grünes Glas vor dem linken Auge. Sieht er nun zwei von den Kreisen (den weissen und

6   Kapitel I. Binokulares Sehen.

roten), dann benützt er nur das rechte Auge. Sieht er drei (den weissen und die beiden grünen), dann benutzt er nur das linke Auge. Sieht er alle vier, dann benutzt er beide Augen und verfügt zum mindesten über den 1. Grad des binokularen Sehens. Sollte er fünf Kreise sehen (den weissen doppelt), dann hat er Diplopie. Hegt man Zweifel an die Angaben des Patienten, so lässt sich

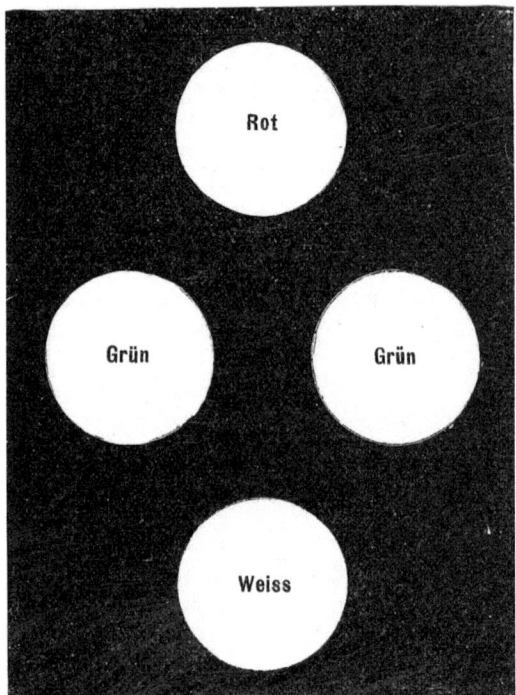

Fig. 2.

deren Richtigkeit durch Vertauschen der beiden farbigen Gläser in der Probierbrille prüfen.

Das Amblyoskop (s. Kap. VII). Man stelle das Instrument für parallele Sehachsen ein und bringe die Figurenplatte, wie sie Fig. 8 zeigt, an ihren Platz. Erkennt der Patient die beiden Ringe als einen einzigen und sieht er zur gleichen Zeit sowohl das Kreuz wie den Kreis, dann besitzt er den 1. Grad des binokularen

Sehens. Nun lasse man die Röhren des Instrumentes divergieren oder konvergieren; kann dies selbst nur in geringem Masse geschehen, ohne dass der Patient aufhört, die Ringe zu verschmelzen und beide Kontrollmarken zu sehen, so verfügt er über den 2. Grad des binokularen Sehens.

Werden Kinder geprüft, dann lassen sich interessantere Gegenstände, wie die der Fig. 11 und 12, in derselben Weise dazu verwenden. Die Strecke, bis zu welcher die Röhren unbeschadet des Zusammenwirkens beider Augen sich entfernen bezw. nähern lassen, kann für praktische Zwecke als Mass des Entwickelungsgrades des Fusionsvermögens gelten.

Hernach stelle man die Figurenplatte Fig. 13 ein. Ein Patient, der nur den 2. Grad binokularen Sehens hat, wird die äusseren Kreise verschmelzen; von den inneren Kreisen wird er jedoch entweder das eine Bild unterdrücken oder er wird die beiden Kreise total durcheinander sehen. Verfügt der Patient aber über den 3. Grad binokularen Sehens, dann wird er die inneren Kreise zur Verschmelzung bringen, die dem Auge viel näher zu stehen scheinen, so dass das Ganze sich wie ein umgekehrter Eimer oder ein Fass ausnimmt. Werden die beiden Figurenplatten nun ausgewechselt, dann wird der innere Kreis als der entferntere imponieren, so dass der Patient glaubt, in den Eimer hinein zu blicken. Dieser Eindruck pflegt ein solch lebhafter zu sein, dass selbst kleine Kinder sofort imstande sind, zu erklären, ob sie die Innenseite oder die Aussenseite des Eimers vor sich haben. Dadurch, dass man die Platten zwei- oder dreimal vertauscht, ist ein Erraten von seiten des Patienten unmöglich. Ich kenne keine bessere Methode, um die „Tiefenwahrnehmung" zu prüfen.

Der Heringsche Fallversuch zur Prüfung der Tiefenwahrnehmung. Dieser Methode bediene ich mich bei der klinischen Untersuchung zurzeit nicht, da ich mich in den letzten Jahren ausschliesslich auf das Amblyoskop verlassen habe. Doch ist der Versuch sehr hübsch und lehrreich.

Die Vorrichtung (Fig. 3) besteht in einer an beiden Enden offenen, flachen Schachtel (ähnlich in Grösse und Gestalt einer Zigarrenkiste für 25 grosse Zigarren). Von dem einen Ende gehen zwei Fortsätze aus, zwischen deren Endpunkten ein feiner Faden ausgespannt ist; in der Mitte des Fadens befindet sich eine runde Perle.

Der Patient hält sich das freie Ende der Kiste dicht vor beide Augen und blickt nach der Perle durch die Kiste hindurch, während

8   Kapitel I. Binokulares Sehen.

der Arzt nun kleine Gegenstände von verschiedener Grösse wie
z. B. Muschelschalen bald auf dieser, bald auf jener Seite des Fadens
herabfallen lässt. Der Patient hat jedesmal sofort anzugeben, ob
die Muschel diesseits oder jenseits des Fadens vorbeiging.

Besitzt der Patient den 3. Grad des binokularen Sehens, das
Vermögen, körperlich zu sehen, dann wird er fast immer richtig
antworten; andernfalls jedoch wird er nur herumratend fast ebenso
oft falsch wie richtig antworten.

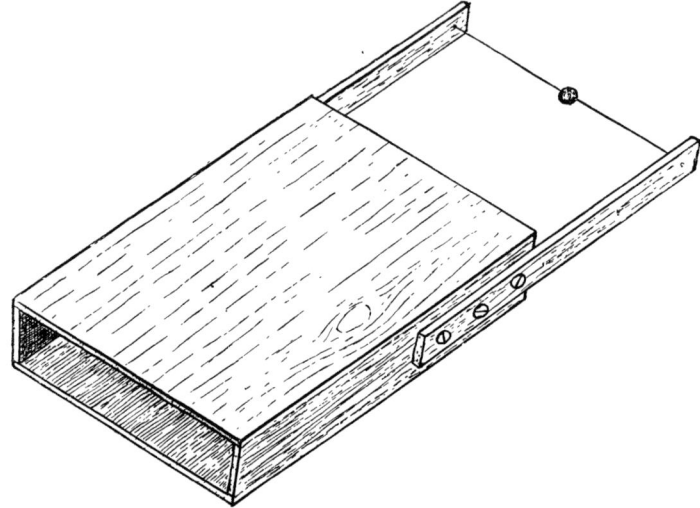

Fig. 3.

Der Versuch beruht auf folgender Grundlage: Die Kiste verhindert den Patienten daran, umliegende Gegenstände, einschliess-
lich der Hände des Arztes, zu sehen; die Grösse der herabfallenden
Gegenstände ist eine wechselnde, so dass ihre scheinbare Grösse
keinen Anhalt für deren Abstand bieten kann. Andererseits ist der
Blick nach dem fallenden Körper zu kurz, als dass irgend eine Akkom-
modations- oder Konvergenzbewegung oder auch irgend eine seitliche Kopfbewegung stattfinden könnte. Auf diese Weise muss der
Patient jedes Hilfsmittels, Entfernungen abzuschätzen, entbehren; er
ist ausschliesslich auf sein Vermögen, körperlich zu sehen, angewiesen.

Der Heringsche Versuch ist nicht unfehlbar. Einmal beobachtete
ich einen 11jähr. Knaben mit einem manifesten Schielen von 13°, welcher

fast jedesmal angeben konnte, auf welcher Seite die Muschel fiel, wenn er mit beiden Augen sah. Verdeckte ich jedoch das abgelenkte Auge, dann fielen die Antworten ebenso oft falsch wie richtig aus. Er hatte eine Sehschärfe von $6/18$ auf dem Schielauge und zentrale Fixation. Eine „falsche Macula" war nicht vorhanden. Spontan war keine Diplopie, doch liess sie sich leicht mit Kerze und farbigen Gläsern hervorrufen. Seither habe ich auch andere, ähnliche Fälle beobachtet. Die Erklärung ist vermutlich folgende: Stellt man den Versuch mit normalen Augen an, so ist der Anblick der fallenden Muschel so kurz, dass die Augen gar nicht Zeit finden, die Muschel zu fixieren; infolgedessen wird der Gegenstand auf identischen Teilen der beiden Netzhäute nicht abgebildet. In Wirklichkeit ist der Versuch daher keine Methode, um die Tiefenwahrnehmung für das direkte Sehen zu prüfen, sondern er prüft die halb unbewusste Wahrnehmung der „physiologischen Diplopie" in mehr oder weniger exzentrisch gelegenen Netzhautstellen.

In keinem dieser Fälle war die Exklusion des Schielauges besonders ausgesprochen, so dass ein sich bewegender Körper allenfalls wahrgenommen worden wäre. Da der Versuch nicht absolut identische Punkte verlangt, so dürfte es nicht unwahrscheinlich sein, dass das Bewusstsein doch vom Scheinbilde Nachricht empfängt, indem die fehlerhafte Stellung des Schielauges mit berücksichtigt wird. Diese Annahme hat viel für sich, wenn wir bedenken, dass der Winkel einer künstlich hervorgerufenen Diplopie oft beträchtlich kleiner ausfällt als der Schielwinkel; ein Zeichen, dass das Bewusstsein sich gewöhnlich für die Stellung des Schielauges bis zu einem gewissen Grade Rechenschaft ablegt.

Der normale Entwickelungsgang des Fusionsvermögens.

Ungefähr ein Jahr lang stellte ich in zwei grossen Krippen Versuche an, um einige Kenntnisse auf diesem Gebiet zu gewinnen. Die daselbst angewandten Methoden im einzelnen zu schildern, dürfte den Leser ermüden; ich werde mich daher auf eine allgemeine Zusammenstellung der Ergebnisse beschränken.

Von frühester Kindheit an ist die Pupillenreaktion und der Fixationsreflex vorhanden, ein Beweis, dass ein gewisser Grad von Sehschärfe sowie das Übergewicht der Maculagegend angeboren ist. Wird in einem verdunkelten Zimmer mittelst des Augenspiegels das Licht einer Kerze plötzlich in das Auge eines erst einige Stunden alten Säuglings reflektiert, dann wird das Auge sofort den Spiegel fixieren. Diese Fixation ist rein reflektorisch und wird nur einen Augenblick beibehalten. Der Säugling vermag in den ersten Lebenstagen ein feststehendes Licht nicht zu fixieren; der Fixationsreflex lässt sich jedoch, wenn das Licht plötzlich in das Auge reflektiert wird, wiederholt hervorrufen.

Nach Ablauf von 2—3 Wochen können die meisten Säuglinge den Spiegel jedesmal einige Sekunden lang fest fixieren, sei es mit dem einen oder mit dem anderen Auge; jedoch vermögen sie nicht beide Sehachsen genau zu konvergieren, wenn ein naher Gegenstand betrachtet wird.

Im Alter von 5—6 Wochen ist in der Regel die Lage der auf die kindlichen Hornhäute reflektierten Spiegelbilder eine symmetrische, ein Beweis, dass das Kind den Spiegel binokular fixiert. Indes weicht ab und zu das eine Auge ein wenig nach innen ab, seltener nach aussen, während das andere den Spiegel fixiert.

Während der allerersten Lebensmonate fallen die Bewegungen der Augen unsicher aus, da sie von den höheren Gehirnzentren nicht völlig reguliert werden. Zwar bewegen sich die Augen mehr oder weniger zusammen, aber es genügt oft eine gastrische oder sonst eine Störung, um das eine oder andere Auge abweichen zu lassen. Doch lässt es sich beobachten, dass dieser Koordinationsmangel auf die Bewegungen in der horizontalen Ebene beschränkt bleibt. Die Assoziation der beiden Augen für vertikale Bewegungen ist von frühster Kindheit an gut entwickelt; man sieht nie das eine Auge nach oben oder unten blicken, ohne dass das andere folgt.

Wir können schwerlich annehmen, dass irgend ein Grad von binokularem Sehen zu einer Zeit vorhanden ist, in der sich die Koordination der Augen bezüglich horizontaler Bewegungen in solch rudimentärem Zustand befindet.

Wenn ein wenig später, im Alter von 5—6 Monaten, die Aufmerksamkeit des Kindes von irgend einem neuen, glänzenden, „ungeheuer interessanten" Gegenstand gefesselt wird, wie z. B. einem geschliffenen Glasstöpsel, den man vor dem Kerzenlicht dreht, so wird es der Pflegerin des Kindes nicht selten möglich sein, ein starkes Prisma vor das eine Auge zu schieben, ohne dass das Kind es anscheinend merkt. Nun verschiebt ein Prisma das Bild eines Gegenstandes nach der Kante zu. Folglich muss sich das Auge ebenfalls nach der Richtung der Kante wenden, falls binokulares Sehen beibehalten werden soll. Wenn es gelungen ist, ein Prisma von beispielsweise 12^0 mit Erfolg dem kindlichen Auge vorzuschieben, die Kante nasal, so wird dieses Auge in vielen Fällen eine geringe Drehung nach innen ausführen, ein Zeichen, dass das Kind über ein gewisses Mass binokularen Sehvermögens verfügt. In manchen Fällen wird das hinter dem Prisma befindliche Auge jedoch keine

Bewegung nach innen machen, während das unbewaffnete Auge den Gegenstand ruhig weiter fixiert. Das Bild des ersteren Auges wird vermutlich unterdrückt. Diese Verhältnisse verraten eine Ähnlichkeit mit gewissen Fällen von periodischem Schielen, bei denen binokular gesehen wird, solange die Augen gerade stehen, jedoch das Bild des Schielauges unterdrückt wird, sowie das Schielen manifest ist.

Nach Ablauf des ersten Lebensjahres wird ein Kind fast immer das Auge nach innen drehen, um die Bilder zu verschmelzen, wenn der Versuch mit dem Prisma, Kante nach innen, hat gelingen können.

Führt man den Versuch mit einem Prisma, Kante nach oben oder unten, aus, dann vermag das Auge natürlich nicht eine selbständige vertikale Bewegung zu machen, um die Bilder zu verschmelzen. Ich versuchte dieses Manöver an einigen der umgänglicheren, im Alter von 1—1$\frac{1}{2}$ Jahren befindlichen Kinder, die die Ausgleichsbewegung nach innen ohne weiteres gemacht hatten, wenn ein Prisma, Kante nach innen, vorgehalten wurde. Manche von ihnen verrieten ihre Missbilligung des vertikalen Prismas, indem sie die Augen verdrehten oder den Kopf wegbogen. Andere führten konjugierte Bewegungen nach oben und unten mit beiden Augen aus, indem sie bald dem oberen, bald dem unteren Bilde ihre Aufmerksamkeit schenkten.

Um zu rekapitulieren: die Sehschärfe jedes einzelnen Auges, das Übergewicht der Maculagegend und die Assoziation beider Augen bezüglich vertikaler Bewegungen, diese Eigenschaften sind beim menschlichen Säugling von Geburt an bereits einigermassen gut entwickelt. Die Assoziation der Augen bezüglich horizontaler Bewegungen (deren Zweck es ist, der Funktion des binokularen Sehakts zu dienen) wird in den ersten Lebensmonaten ausgebildet. Zwischen dem 5. und 6. Monat macht sich das erste sichere Anzeichen eines „Wunsches nach binokularem Sehen" bemerkbar, obschon ein gewisser Grad von binokularem Sehen wahrscheinlich zu einer weit früheren Periode vorhanden sein mag. Stellt sich im Beginn irgend ein Hindernis ein, so fragt es sich, ob der Versuch gemacht werden soll, es zu beseitigen, oder ob die kaum erlernte Kunst aufzugeben ist, um die Eindrücke des einen Auges zeitweise zu unterdrücken. Gegen das Ende des ersten Lebensjahres werden sich die Augen im Interesse eines binokularen Sehakts beträchtlich anstrengen. Erweist sich jedoch das Hindernis als unüberwindlich, dann leidet das Kind unter Diplopie, da es nicht mehr imstande ist, das Bild des einen Auges zu unterdrücken.

Die Ergebnisse der Fusionsübungen bei Schielenden scheinen zu zeigen, dass das Fusionsvermögen normalerweise vor Ablauf des 6. Jahres seine volle Entwickelung erreicht.

Kapitel II.
Strabismus concomitans convergens.

In den meisten Lehrbüchern lautet die Definition des Schielens etwa folgendermassen: „Die Abweichung der Sehachse des einen Auges von der richtigen Fixierstellung nennt man Schielen." Die Verfasser verwechseln ein einzelnes Symptom mit der ganzen Krankheit; mit eben so viel Recht könnte man den Pottschen Buckel als „eine Abweichung der Wirbelsäule von ihrer normalen Gestaltung" beschreiben.

Zwei wesentliche Merkmale kommen jedem Fall von konvergierendem Schielen zu:

1. Eine abnorme Konvergenz der Sehachsen.
2. Ein mangelhaftes Fusionsvermögen.

Andere Merkmale lassen sich ebenfalls zuweilen feststellen:

3. Der Sehakt des nicht fixierenden Auges wird fast ausnahmslos unterdrückt.
4. Bei manchen, eigentlich seltenen Fällen besteht mehr oder weniger kongenitale Amblyopie.
5. Sehr oft zeigt das Schielauge erworbene Amblyopie und zwar als die Folge von Vernachlässigung oder erfolgloser Behandlung.
6. Es besteht in der Regel ein Refraktionsfehler, gewöhnlich Hypermetropie oder hypermetropischer Astigmatismus.

Der „Wunsch nach binokularem Sehen" bewirkt es, dass bei einem gesunden Menschen mit normalem Fusionsvermögen beide Augen ruhig auf einen und denselben Gegenstand gelenkt werden. Fehlt jedoch dieser Wunsch, dann besteht auch kein besonderer Grund dafür, dass sich beide Augen völlig übereinstimmend bewegen sollten; es genügt daher ein geringfügiger Anlass, um das Konvergenzzentrum aus dem Gleichgewicht und damit die Sehachsen dauernd in fehlerhafte Stellen zueinander zu bringen (vgl. Kapitel III).

Kapitel II. Strabismus concomitans convergens.

Blickt ein solcher Patient nach einem entfernten Gegenstand, dann sind die Sehachsen anstatt parallel konvergent. Um aber den Gegenstand deutlich zu sehen, muss der Patient das eine oder das andere Auge genau auf den Gegenstand richten. Naturgemäss wählt er dazu das mit dem geringeren Refraktionsfehler behaftete Auge. Die abnorme Konvergenz vermag er nicht zu überwinden, noch kann er das eine Auge ohne Mitwirkung des anderen bewegen. Folglich führt er eine assoziierte seitliche Bewegung beider Augen aus, bis er sein besseres Auge in die gewünschte Lage gebracht hat, wobei das andere Auge noch mehr nach der Nase zu abweicht. Auf diese Weise steht das bessere Auge „gerade", das schlechtere Auge verrät die Konvergenz beider. Das zum Sehen verwendete Auge nennt man das fixierende, das andere, abgelenkte Auge das Schielauge.

Fixiert der Patient beispielsweise mit dem rechten Auge, während er das linke nach innen dreht, dann spricht man von einem konvergierenden Schielen des linken Auges. Dieser Sprachgebrauch ist zwar praktisch von Nutzen, doch ist zu bedenken, dass der Zustand damit keineswegs genau beschrieben wird, da bekanntermassen das konvergierende Schielen in Wirklichkeit **beide** Augen und desgleichen gewisse zerebrale Funktionen betrifft.

In einem Fall von konvergierendem Schielen bleiben die einzelnen Bewegungen eines jeden Auges normal; bei Verschluss des einen Auges vermag das andere sich nach oben (Hebung), nach unten (Senkung), nach innen (Adduktion) und fast immer auch nach aussen [1]) (Abduktion) bis zur normalen Grenze zu bewegen.

Was die assoziierten Bewegungen der beiden Augen betrifft, so wird darin nichts geändert. Bewegt sich das fixierende Auge nach irgend einer Richtung hin, dann beschreibt auch das Schielauge denselben Winkel. Wird das (bisher) fixierende Auge bedeckt und fixiert der Patient nunmehr mit dem (bisher) schielenden Auge, dann wird das verdeckte Auge eine Ablenkung zeigen, die genau ebenso gross ist, wie die des anderen gewesen war [2]). Mit anderen Worten, das Schielen ist ein Begleitschielen (konkomitierendes).

---

[1]) Unter 1523 Fällen von Strabismus convergens, bei denen ich die Abduktion jedes Auges einzeln vermerkte, fand ich dieselbe in 81 % normal; bei dem Rest, 19 %, mit mangelhafter Abduktion handelte es sich fast nur um Fälle, die schon lange bestanden hatten. Ungenügende Abduktion war um so häufiger, je länger die Ablenkung gedauert hatte.

[2]) Handelt es sich um einen Fall von unkorrigierter Anisometropie, dann kann der Patient verschieden stark akkommodieren, je nach dem ge-

Die Beziehungen zwischen der Akkommodation (dynamischen Refraktion) und der dynamischen Konvergenz bleiben bestehen. Wenn das nach einem entfernten Gegenstand gerichtete fixierende Auge plötzlich auf die Nähe akkommodiert, dann dreht sich das Schielauge noch weiter einwärts, indem sich zu der abnormen statischen Konvergenz eine weitere dynamische Konvergenz hinzufügt. Diese ist dem Zuwachs an Akkommodationskraft proportional, den das Nahesehen erheischte.

In der Tat, dem typischen Fall von Strabismus convergens fehlt jeglicher Ausfall an Motilität; die Primärstellung, von der diese Bewegungen ausgehen, ist aber eine „gekreuzte", anstatt dass die Sehachsen einander parallel stehen.

Der Strabismus convergens kommt in gewissen klinischen Abarten vor, die sich bequemerweise folgendermassen einteilen lassen:
I. Periodisches Schielen, das in zwei Unterabteilungen zerfällt:
1. vorläufig periodisch; 2. wirklich periodisch.
II. Konstantes monokulares Schielen.
III. Alternierendes Schielen, das wiederum in zwei scharf getrennte Klassen zerfällt: 1. zufällig alternierendes Schielen; 2. dem Wesen nach alternierendes Schielen.

I. Periodisches Schielen. Man spricht von einem Strabismus periodicus, wenn man die Augen nur zu gewissen Zeiten von ihrem normalen Richtungsverhältnis abweichen sieht. Solange keine Ablenkung besteht, besitzt der Patient in der Regel den 1. Grad des binokularen Sehens. Während des Schielens fehlt in der Mehrzahl der Fälle Doppelsehen. Die Ablenkung tritt in manchen Fällen von periodischem Schielen nur einige Sekunden im Laufe des Tages auf, in anderen wird genau so oft geschielt wie nicht. Eintreten kann die Ablenkung in den einzelnen Fällen unter verschiedenen Bedingungen, z. B. beim Nahesehen, beim Blick nach unten, im Zwange einer heftigen Gemütserregung wie Angst oder Zorn, bei Ermüdungszuständen etc.; sehr häufig lässt sich kein unmittelbarer Anlass für den Eintritt des Schielens bestimmen.

Mit Unrecht nennt man dieses eigentlich **gelegentliche Schielen** periodisch. Ich besitze Aufzeichnungen von einigen

---

rade verwendeten Auge. Infolge dieses Umstandes kann der Anschein erweckt werden, wie wenn das Schielen kein im strengen Sinne konkomitierendes sei.

Kapitel II. Strabismus concomitans convergens.

wenigen Fällen, die sich richtigerweise periodisch nennen lassen; bei ihnen trat das Schielen jeden andern Tag ein, so regelmässig wie bei einer Tertiana.

1. **Vorläufig periodische** Schielformen sind weiter nichts als die Vorläufer eines konstanten Schielens. Sie werden konstant, nachdem sie in der Regel 2—6 Monate lang bestanden haben.

2. **Wirklich periodische** Schielformen sind weit seltener als die vorangegangenen. Ein wirklich periodisches Schielen kann allmählich verschwinden in dem Masse, als das Fusionsvermögen zur Entwickelung kommt; eventuell beseitigt auch die optische Korrektion eines bestehenden Refraktionsfehlers den Zustand; schliesslich kann diese Schielform das ganze Leben hindurch in ihrer Eigenart erhalten bleiben. In dem letzten Fall handelt es sich im engeren Sinne des Wortes gar nicht um Schielen, sondern um Fälle von Esophorie; deren Pathologie und Therapie finden sich im Kapitel X beschrieben.

II. Konstantes monokulares Schielen. Bei diesem ist eine Ablenkung dauernd vorhanden, wenn auch deren Winkel wechseln kann; ausserdem tritt sie stets an demselben Auge auf, solange beide Augen geöffnet sind. Wird das fixierende Auge verdeckt, dann stellt es sich einwärts gegen die Nase und das Schielauge richtet sich an seiner Stelle nach dem Gegenstand, der die Aufmerksamkeit erregt (es sei denn, dass das letztere die Fähigkeit, zentral zu fixieren, verloren hat). Wird der verdeckende Schirm entfernt, dann stellt sich das fixierende Auge alsbald ein und das schielende dreht sich wieder einwärts.

III. Alternierendes Schielen. Wenn ein Schielender unterschiedslos mit diesem oder jenem Auge fixiert, ohne Verschluss des anderen, dann spricht man von alternierendem Schielen. Ungefähr 85 °/o aller konstanten Schielfälle sind monokular und 15 °/o alternierend. Die letzteren gruppieren sich in zwei deutlich abgegrenzte Klassen.

1. **Zufällig alternierende** Schielformen, die aus dem Grunde alternieren, weil zufällig die Refraktion beider Augen ungefähr die gleiche ist, unterscheiden sich unwesentlich von monokularen Schielfällen. In der Tat, werden solche Fälle nicht behandelt, dann pflegt das eine Auge allmählich ausschliesslich zur Fixation verwendet zu werden, so dass das Schielen zu einem monokularen wird.

2. Bei dem dem Wesen nach alternierenden Schielen besteht gewöhnlich ein geringer oder gar kein Refraktionsfehler; die Sehschärfe der beiden Augen ist einzeln in der Regel völlig normal. Solchen Patienten geht jedoch kongenital die Fähigkeit völlig ab, die Fusion zu erlangen. Beim alternierenden Schielen leiden die Augen viel weniger als beim monokularen unter dem Nichtgebrauch, da jedes Auge abwechselnd benutzt wird, so dass die Sehschärfe sich nicht verschlimmert. Sollte das Gläsertragen die abnorme Konvergenz nicht zum Verschwinden bringen, was allerdings selten der Fall ist, dann kann eine genau ausgeführte Operation die Entstellung beseitigen. Eine völlige Heilung dieser Schielform wird indes durch den vollständigen Mangel des Fusionsvermögens zur Unmöglichkeit.

Exklusion des dem Schielauge zugehörigen Bildes. Da beim Strabismus convergens die beiden Augen nicht nach demselben Punkt gerichtet sind, so wäre die Annahme naheliegend, dass alles doppelt gesehen wird. Dies trifft jedoch nicht zu, abgesehen von den weiter unten erwähnten Ausnahmefällen. Die Sehschärfe des Schielauges mag völlig normal sein, und doch wird das ihm zugehörige Bild geistig ignoriert, d. h. unterdrückt, indem die Aufmerksamkeit ausschliesslich dem Bild des fixierenden Auges gilt. Dieser Akt des Unterdrückens geschieht nicht willkürlich. Die Unfähigkeit, zu gleicher Zeit von beiden Augen Eindrücke zu empfangen, beruht auf dem mangelhaften Fusionsvermögen, welches die wesentliche Ursache abgab, dass das Schielen zu allererst eintreten konnte.

Die Exklusion erstreckt sich übrigens nicht immer über das ganze Gesichtsfeld des Schielauges. Ist die Ablenkung nur niederen Grades, dann weist das Schielauge auf der temporalen Seite des Gesichtsfeldes noch einen kleinen Abschnitt auf, der jenseits der Gesichtsfeldgrenzen des fixierenden Auges liegt. Mittelst dieses kleinen Abschnittes werden sich bewegende Gegenstände vom Schielauge noch wahrgenommen, genau lokalisiert werden sie jedoch in der Regel nicht. So erklärt es sich, dass bei veralteten Fällen von Strabismus convergens, bei denen das Schielauge nicht mehr zentral fixieren kann, die peripherste nasale Seite der Netzhaut des Schielauges, — welche der äussersten temporalen Gesichtsfeldseite entspricht —, die einzige Stelle ist, die jemals geübt wird. Wird in einem solchen Fall das fixierende Auge verdeckt und der Patient aufgefordert, mit dem Schielauge nach einem Licht zu blicken, dann wird man aus obigem Grunde dieses Auge noch weiter einwärts rollen sehen, damit es das Bild des Lichtes auf der nasalen Seite der Netzhautperipherie erhält.

Gelegentlich trifft man einen Schielenden, der eine Andeutung einer nicht weiter lästigen Diplopie aufweist. Dass Schielende spontan über Doppelsehen klagen, kommt nicht vor, aber ab und zu hat man Gelegenheit, ein Kind zu beobachten, das auf genaues Befragen angibt, ein zweites Bild zu sehen.

Wird einem solchen Kinde der weisse Griff eines Augenspiegels vorgehalten, dann wird es sowohl nach dem wirklichen wie nach dem „Scheingriff" deuten, ein Beweis, dass es in der Tat eine schwache homonyme Diplopie besitzt, obwohl dies in der grossen Mehrzahl der Fälle nicht erwähnt zu werden pflegt. Das Kind hat in diesem Falle offenbar eine Spur Fusionsvermögen, das jedoch nicht genügend gut entwickelt ist, um das Auftreten einer Ablenkung zu verhüten.

Künstlich hervorgerufene Diplopie. Beim monokularen oder zufällig alternierenden Schielen lässt sich, falls das Schielauge noch genügend sieht, Doppelsehen durch künstliche Mittel herbeiführen. Man lasse z. B. den Patienten nach einem Kerzenlicht blicken und bringe in der Probierbrille ein rotes Glas vor das eine, ein grünes Glas vor das andere Auge. Da die Bilder des in beiden Augen abgebildeten Kerzenlichtes auf diese Weise verschieden gefärbt sind, so wird der Patient oftmals in den Stand versetzt, beide gleichzeitig zu erkennen.

Wesen der Diplopie. Die allgemeine Ansicht geht dahin, dass der Schielende ebenso wohl den auf der Achse des Schielauges befindlichen Gegenstand sieht wie denjenigen, der auf der Achse des gerade gestellten Auges liegt, so dass er auf zwei Stellen zugleich sein Augenmerk richten kann. Selbst für die sehr geringe Zahl von Schielenden, die imstande sind, spontan doppelt zu sehen, oder diejenigen, die durch künstliche Mittel dazu gebracht werden können, trifft diese Anschauung nicht zu. Ein mit Doppelsehen behafteter Schielender sieht mit dem Schielauge ein schwaches, exzentrisch gestelltes Bild desjenigen Gegenstandes, auf den das fixierende Auge gerichtet ist; das Bild des auf der Achse des Schielauges befindlichen Gegenstandes unterdrückt er. Mit anderen Worten, der Schielende sieht nicht zwei verschiedene Gegenstände, sondern er empfängt zwei Bilder desselben Gegenstandes.

Merkwürdig ist die Richtung, nach der dieses zweite Bild im Raum psychisch projiziert wird.

Nehmen wir einmal an, dass bei einer Lähmung des R. externus das rechte Auge um 20° nach innen abgewichen ist; dann wird alles, was dieses Auge sieht, um genau 20° mehr nach rechts zu liegen scheinen, als es wirklich der Fall ist; mit anderen Worten, es besteht eine homonyme Diplopie von 20°. Schielt ein gelähmtes Auge um 20° nach aussen, dann besteht eine gekreuzte Diplopie von genau 20°. Die fehlerhafte Stellung des Auges bleibt psychisch gänzlich unberücksichtigt und alles wird strengstens so projiziert, wie wenn das Auge gerade stünde.

Nicht so beim konvergierenden Schielen. Besteht hier Diplopie, so stimmt sie nicht notwendigerweise dem Grade nach mit dem Schielwinkel überein. Das exzentrisch gestellte Bild ist in allen Fällen sehr schwach; seine genaue Lage vermag gewöhnlich selbst der aufmerksamste Patient nicht anzugeben, weil der Winkel der Diplopie anscheinend wechselt, ohne dass die Veränderung des Schielwinkels Hand in Hand damit geht. In den meisten Fällen wird das Scheinbild in die Mitte zwischen der wahren Lage des Gegenstandes und derjenigen verlegt, die dem Schielwinkel entspricht. Es ist, als ob das Bewusstsein durch das geradestehende Auge von der wahren Lage des Gegenstandes unterrichtet sich beständig bemühe, diese Kenntnis mit dem Eindruck in Einklang zu bringen, den das exzentrisch gestellte Scheinbild hervorruft.

Amblyopie bei Strabismus convergens. Wenn ein Patient, der schon längere Zeit an monokularem Schielen leidet, zum erstenmal zur Beobachtung kommt, so findet man in der Regel, dass das Schielauge mehr oder weniger schwachsichtig ist, manchmal so sehr, dass Finger in nächster Nähe des Gesichts kaum gezählt werden können. Die Amblyopie ist zuweilen, wenigstens bis zu einem gewissen Grade, eine kongenitale; zu einem weit grösseren Teil jedoch beruht sie auf der allmählichen Einbusse der Funktion, die ein nicht benutztes Auge erleidet. Dieser Schaden hätte sich vermeiden lassen können, was klar zu ersehen ist, wenn man die Sehschärfe derjenigen Fälle, die bald nach dem Auftreten des Schielens in meine Behandlung kamen, mit der solcher Patienten vergleicht, die ich erst nach jahrelanger Vernachlässigung oder erfolgloser Behandlung zu Gesicht bekam. (Vergl. Kapitel IV.)

Fähigkeit des Schielauges, zentral zu fixieren. Wird in einem Fall von monokularem Strabismus convergens das fixierende Auge verdeckt, so wird das Bild des bisher abgewichenen Auges zeitweilig nicht mehr unterdrückt. Handelt es sich um einen einigermassen frischeren Fall, dann wird dieses Auge so gerichtet, dass es auf seiner Macula das Bild des fixierten Gegenstandes empfängt.

Bei einem veralteten Fall jedoch leidet dieser empfindliche, zentrale Netzhautteil viel mehr durch den Nichtgebrauch als der parazentrale Abschnitt, während das periphere Feld äusserst wenig, wenn überhaupt, Not leidet. Im Verlauf der fortschreitenden Sehschwäche, der das nicht benutzte Auge ausgesetzt ist, wird schliesslich eine Stufe erreicht, wo die Sehschärfe des zentralen Teiles unter diejenige der parazentralen Zone herabsinkt, und späterhin, selbst unter diejenige der peripheren Netzhaut. Bedeckt man nunmehr das fixierende Auge, so stellt sich das Schielauge nicht mehr so ein, dass die Macula das Bild des Gegenstandes empfängt, auf den die Aufmerksamkeit gelenkt wird, und zwar deswegen, weil seine Macula aufgehört hat, die empfindlichste Stelle der Netzhaut zu sein. Das Auge beginnt umherzuirren, ohne in irgend einer Stellung ruhig zu verharren (verlorene Fixation); auch kann es statt dessen mit irgend einem Teil der parazentralen Zone fixieren oder noch weiter nach der Nase einwärts rollen (S. 17), um so die äusserste nasale Peripherie der Netzhaut zu diesem Zweck in Anwendung zu bringen (falsche Fixation).

Falsche Macula. Bei alten, vernachlässigten Fällen von monokularem Schielen ist die falsche Fixation unglücklicherweise ausserordentlich häufig. Doch kommt das, was man speziell falsche Macula nennt, selten vor. Wenn in einem alten Schielfall der Schielwinkel Jahre hindurch genau der gleiche geblieben ist und die Exklusion des abgewichenen Auges keine ausgesprochene ist, dann findet sich zuweilen eine psychische Befähigung, die fehlerhafte Stellung des Auges vollkommen zu berücksichtigen. So kommt es, dass das im schielenden Auge exzentrisch entstandene Bild psychisch nach derselben Stelle verlegt wird wie das wahre makulare Bild des normal gerichteten Auges, mit dem es dann verschmolzen wird. Diese falsche Macula ist lediglich eine kleine Insel, die dem Schicksal des umliegenden, funktionsunfähig gewordenen Netzhautabschnittes entronnen ist. Die Sehschärfe einer falschen Macula ist niemals grösser als die normale Sehschärfe derjenigen Zone, in der sie liegt; ich habe selten gefunden, dass sie $6/60$ erreicht, und niemals eine noch höhere. Von solchen Patienten vermögen viele den Heringschen Fallversuch zu bestehen.

Wird ein Auge mit falscher Macula, das in Konvergenzstellung steht, auf operativem Wege gerade gerichtet, dann kommt gekreuzte Diplopie zustande, die sich gewöhnlich nach einigen Tagen verliert, aber gelegentlich auch viele Monate lang bestehen bleibt.

Monokulare Diplopie. Ein Auge mit falscher Macula hat die zentrale Fixation fast immer eingebüsst; zuweilen jedoch ist die letztere erhalten. Bedeckt man in einem solchen Fall das fixierende Auge, dann wird das Schielauge alsbald zentral fixieren, wobei die falsche Macula in der Regel exkludiert wird; trifft das letztere nicht zu, dann entsteht monokulare Diplopie. Dieses Krankheitsbild findet sich ausserordentlich selten. Unter den ausführlichen Aufzeichnungen, die ich über mehr als 2000 der verschiedensten Schielfälle gemacht habe, finde ich monokulare Diplopie nur viermal erwähnt, trotzdem ich beständig auf diese Anomalie gefahndet habe.

Unechtes Schielen der Säuglinge. In den ersten Lebensmonaten, ehe das Fusionsvermögen in der Entwickelung weit vorgeschritten ist, kommt es häufig vor, dass die Augen einige Sekunden oder eine Minute lang auf eine gastrische oder sonstige Störung hin konvergieren. Englische Wärterinnen pflegen zu sagen „Säuglinge schielen, wenn sie Verdauungsbeschwerden haben." Ein solches Schielen hat keine Bedeutung. Zuweilen auch gelangt ein Kind, dessen Fusionsvermögen sich in anderer Hinsicht ganz normal entwickelt, etwas später als gewöhnlich zu dieser Funktion, genau so, wie ein völlig gesundes und aufgewecktes Kind erst spät sprechen lernt. In diesem Fall kann man beobachten, wie sich das eine oder andere Auge gelegentlich nach innen dreht, selbst wenn das Kind bereits läuft. Späterhin wird das Fusionsvermögen, sofern es sich in normaler Weise entwickelt, die Augenbewegungen derart regulieren, dass eine Wiederkehr der Ablenkung verhütet wird.

Wenn aber eine Ablenkung viele Minuten lang besteht, oder wenn das eine Auge des Kindes konvergiert, während das andere ruhig einen Gegenstand fixiert, oder ganz besonders dann, wenn die Ablenkung stets dasselbe Auge betrifft, so handelt es sich wahrscheinlich um einen Fall von echtem Schielen, der ohne Verzug untersucht werden muss. Übrigens tut man besser daran, in jedem Fall zu untersuchen, wenn bei einem Kinde die Augen gelegentlich in abgewichener Stellung beobachtet werden, als zu warten, bis aus einem möglicherweise vorläufig periodischen Schielen ein konstantes geworden ist.

Verschwinden des Schielens mit zunehmendem Alter. Mit dem Herannahen der Pubertät verrät der Schielwinkel oft die Neigung, selbst ohne Behandlung, etwas kleiner zu werden. In seltenen Fällen kommen die Augen gerade zu stehen oder beinahe so; der Patient ist, wie man zuweilen sagt, aus dem Schielen „herausgewachsen".

Kapitel II. Strabismus concomitans convergens.

Doch wird in einem Fall von monokularem Schielen das Schielauge infolge Nichtgebrauchs dann sehr wenig Sehvermögen mehr besitzen.

Im Laienpublikum ist der Glauben an die spontane Heilung des Schielens ein weit verbreiteter, was zum Teil auf der Tatsache beruhen mag, dass die Entstellung in der Tat, wie eben erwähnt, bei einigen wenigen Fällen verschwindet, und zum Teil darauf, dass ein periodisches Schielen sich einmal und ein anderesmal nicht bemerkbar macht; doch die Hauptquelle dieses Glaubens ist, wie ich glaube, die Tatsache, dass das unechte Schielen der Säuglinge mit der Entwickelung des Fusionsvermögens aufhört, sich zu zeigen.

Aber leider ist dieser Aberglauben nicht ganz und gar auf die Laienwelt beschränkt. Oft wurde mir ein Kind gebracht, dessen schielendes Auge durch Vernachlässigung beinahe blind war, und mir mitgeteilt, dass der Hausarzt, als er vor Jahren darüber befragt wurde, den Eltern den Rat gegeben habe, „abzuwarten, ob das Kind nicht aus dem Schielen herauswachse".

Allgemeiner Verlauf eines nicht behandelten Falles von konstantem Strabismus convergens monocularis. Beim ersten Erscheinen einer Ablenkung besitzt das Schielauge stets die Fähigkeit, zentral zu fixieren, wenn das fixierende Auge verdeckt wird; auch ist das Sehvermögen beider Augen fast immer ein gutes. Selten besteht etwas kongenitale Amblyopie, die weit weniger oft vorkommt, als allgemein angenommen wird und niemals für die bei alten, vernachlässigten Fällen von Schielen so oft vorgefundene, hochgradige Sehschwäche verantwortlich ist.

Wird der Fall nicht behandelt, so verschlechtert sich allmählich das Sehvermögen des völlig vom Sehakt ausgeschlossenen Schielauges infolge von Nichtgebrauch, bis die zentrale Fixation in vielen Fällen verloren geht und das Sehvermögen auf Fingerzählen dicht vor dem Auge herabsinkt. Je jünger das Kind, desto eher tritt diese Amblyopie durch Nichtgebrauch auf. Dies gilt so sehr, dass die Ansicht selbst unter den Augenärzten weit verbreitet ist, dass ein Auge, das in früher Kindheit zu schielen beginnt, notwendigerweise sehr schwachsichtig sein muss, eine Sehschwäche, die als kongenital angesehen wird. Trotzdem trifft dies nicht zu. Unter den Patienten, die bald nach dem ersten Erscheinen der Ablenkung in meine Behandlung traten, sind die jugendlichen Schielenden nach meiner Erfahrung nicht besonders amblyopisch (siehe S. 44).

Die Ablenkung eines unbehandelten Falles von Strabismus convergens wächst gewöhnlich an Intensität bis zur Zeit der Pubertät. Von da ab neigt sie oft dazu, bis zum Alter von ungefähr 40 Jahren

Kapitel II. Strabismus concomitans convergens.

allmählich abzunehmen; zu dieser Zeit ist die Abweichung in manchen Fällen kaum bemerkbar. Es ist keine grosse Seltenheit, Patienten in den mittleren Jahren zu beobachten, die mit einem unauffälligen Schielen von 2^0—3^0 und einem fast erblindeten Auge behaftet sind. In der Regel erklären sie, dass sie in der Jugend geschielt haben, dass sich aber das Schielen allmählich mit dem Alter verlor.

Während des Bestehens einer Ablenkung kann sich das Fusionsvermögen selbstverständlich nicht entwickeln ausser mit Hilfe von künstlichen Mitteln, z. B. mittelst Übungen mit dem Amblyoskop. Wird es im Säuglingsalter oder in früher Kindheit in der Entwickelung verhindert, dann wird es sich überhaupt niemals in brauchbarer Weise entwickeln. Allerdings lässt sich in Ausnahmefällen noch mit acht oder neun Jahren ein gewisses binokulares Sehen erwerben, doch ist der binokulare Sehakt so schwach, dass er bei Vorhandensein von unkorrigierter Hypermetropie die normale Richtung der Augen zueinander nicht aufrecht zu halten vermag; daher müssen Gläser lebenslänglich getragen werden, um eine Wiederkehr der Ablenkung zu verhüten.

Zeitlicher Beginn des Schielens. In meinen Notizen findet sich das Alter, in dem das Schielen zuerst auftrat, bei 1017 Fällen von monokularem Strabismus convergens und bei 178 alternierenden Schielformen verzeichnet.

Die Zahlen der monokularen Schielfälle verhalten sich bezüglich des Lebensalters wie folgt:

Vor dem 1. Lebensjahr	134 Fälle
Zwischen dem 1. und 2. Jahr .	186 ,,
,, ,, 2. ,, 3. ,, .	247 ,,
,, ,, 3. ,, 4. ,, .	189 ,,
,, ,, 4. ,, 5. ,, .	113 ,,
,, ,, 5. ,, 6. ,, .	73 ,,
Nach dem 6. Jahr	75 ,,

Hieraus ersieht man, dass in fast 75% der Fälle die Ablenkung vor dem Schluss des 4. Lebensjahres eintrat; in weniger als $7^1/_2$% verzögerte sich der Eintritt bis nach Ablauf des 6. Jahres.

Die alternierenden Fälle ergeben folgendes Bild:

Vor dem 1. Lebensjahr	61 Fälle
Zwischen dem 1. und 2. Jahr . .	34 ,,
,, ,, 2. ,, 3. ,, . .	23 ,,
,, ,, 3. ,, 4. ,, . .	29 ,,
,, ,, 4. ,, 5. ,, . .	11 ,,
,, ,, 5. ,, 6. ,, . .	6 ,,
Nach dem 6. Jahr	14 ,,

In mehr als 53% dieser alternierenden Schielfälle stellte sich die Ablenkung vor Ablauf des 2. Lebensjahres ein. Dieser hohe Prozentsatz

Kapitel II. Strabismus concomitans convergens.

beruht auf der Tatsache, dass die wirklich alternierenden Schielfälle in früher Kindheit auftreten.

Der Refraktionsfehler in den Fällen von Strabismus convergens. Im Säuglingsalter und in früher Kindheit ist Hypermetropie der normale Refraktionszustand, indem Myopie und selbst Emmetropie zu dieser Zeit ungewöhnlich sind. Da der regulierende Einfluss des Fusionsvermögens fehlt, so ist es hauptsächlich die Art der Refraktion, die zu bestimmen hat, ob ein Auge nach innen oder nach aussen abweichen soll. (Vergl. Kap. III). Es kann uns daher nicht überraschen, dass nach innen Schielende fast immer Hypermetropen und auch sehr häufig mit hypermetropischem Astigmatismus behaftet sind.

Ich besitze Aufzeichnungen über 1636 Fälle von konvergierendem Schielen, die sich für die vorliegende Frage verwerten lassen.

Bei 23 von diesen Fällen, ungefähr $1^1/_2\%$, waren beide Augen myopisch; diese Fälle habe ich in den nachfolgenden Tabellen nicht mitgezählt.

Die 1384 Fälle von monokularem Strabismus convergens sind in Gruppen angeordnet, je nach der Dioptriezahl der Hypermetropie im schwächsten Meridian des fixierenden Auges. (Siehe die Tabelle auf S. 24.)

Ich berechnete den durchschnittlichen Refraktionsfehler im stärksten und schwächsten Meridian eines jeden Auges. In ungefähr $^3/_4$ dieser Fälle war die Eintrittszeit des Schielens in den Berichten verzeichnet. Die Tabelle zeigt ausserdem die Anzahl der Fälle in jeder Gruppe und den zeitlichen Beginn des Schielens an.

Die 229 Fälle von alternierendem konvergierendem Schielen (Tab. II) sind in ähnlicher Weise zusammengestellt, nur dass sie in Gruppen angeordnet sind je nach der Dioptriezahl der Hypermetropie des rechten Auges.

Astigmatismus bei monokularem, konvergierendem Schielen. In den 1384 Fällen fand sich das Verhältnis der astigmatischen zu den nichtastigmatischen Augen wie folgt:

	Fixierende Augen	Schielaugen
Kein Astigmatismus	561	401
Astigmatismus	823	983

Doch hat ein sehr grosser Prozentsatz aller Leute, die praktisch normalsichtig sind, zum mindesten $^1/_2$ D. Astigmatismus. Es wäre daher nur irreführend, wenn man von den Augen der Schielenden erwarten wollte, dass sie sich mit einem höheren Massstab messen liessen als die Augen Normalsichtiger. Lassen wir daher den Astigmatismus unter 0,5 D. ausser acht, dann erhalten wir die folgenden Zahlen:

	Fixierende Augen	Schielaugen
Astigmatismus (nicht über 0,5 D.)	836	628
Astigmatismus (über 0,5 D.)	547	756

24 Kapitel II. Strabismus concomitans convergens.

Tabelle I.

1384 nach dem Grad des Refraktionsfehlers im schwächsten Meridian des fixierenden Auges gruppenweise angeordnete Fälle von monokularem Strabismus convergens.

Refraktionsfehler im schwächsten Meridian des fixierenden Auges	Zahl der Fälle	Durchschnittsalter beim Eintritt des Schielens		Durchschnittlicher Refraktionsfehler			
				Fixierendes Auge		Schielauge	
		Jahr	Monat	Schwächster Meridian	Stärkster Meridian	Schwächster Meridian	Stärkster Meridian
Nicht über + 1 D.	83	2	10	0,45	1,36	0,48	1,7
Über + 1 D., nicht über + 2 D.	142	2	11	1,6	2,5	1,93	2,98
„ + 2 D., „ „ + 3 D.	240	3	11	2,7	3,2	2,95	3,74
„ + 3 D., „ „ + 4 D.	285	3	—	3,61	4,3	3,9	4,82
„ + 4 D., „ „ + 5 D.	292	3	11	4,72	5,4	4,84	5,81
„ + 5 D., „ „ + 6 D.	209	3	—	5,64	6,62	5,9	7,05
„ + 6 D., „ „ + 7 D.	77	3	11	6,5	7,6	6,92	8,27
„ + 7 D., „ „ + 8 D.	31	2	10	7,4	8,1	7,6	8,53
„ + 8 D., „ „ + 9 D.	16	3	2	8,5	9,25	9	9,84
„ + 9 D., „ „ + 10 D.	9	3	5	9,55	10,33	9,66	10,88

Tabelle II.

(Desgleichen 229 Fälle von alternierendem Strabismus convergens.)

Nicht über + 1 D.	33	0	11	0,6	0,81	0,63	0,79
Über + 1 D., nicht über + 2 D.	34	1	7	1,5	1,9	1,45	1,95
„ + 2 D., „ „ + 3 D.	40	2	9	2,61	3,1	2,7	3,15
„ + 3 D., „ „ + 4 D.	41	2	10	3,58	4,25	3,4	4,16
„ + 4 D., „ „ + 5 D.	36	2	10	4,7	5,41	4,6	5,45
„ + 5 D., „ „ + 6 D.	25	2	8	5,65	6,14	5,71	6,18
„ + 6 D., „ „ + 7 D.	9	3	11	6,66	7,27	6,77	7,13
„ + 7 D., „ „ + 8 D.	5	3	2	7,65	8,4	7,4	8,6
„ + 8 D., „ „ + 9 D.	4	4	0	8,75	9,5	8,75	9,37
„ + 9 D., „ „ + 10 D.	2	2	6	9,75	10,5	9,75	10,75

Vergleicht man den Grad des Refraktionsfehlers beider Augen in jedem der 1384 Fälle von monokularem Schielen, dann finden wir:

Isometropie . . . . . 427 Fälle
Anisometropie. . . . . 957 „

Werden dabei Unterschiede, die 0,5 D. nicht übersteigen, vernachlässigt, dann ergibt sich:

Anisometropie (nicht höher als 0,5 D.) . 663 Fälle
Anisometropie (höher als 0,5 D.) . . . 721 „

Die alternierenden Schielfälle weisen einen viel geringeren Prozentsatz an astigmatischen Augen auf als die monokularen Fälle, nämlich:

	Rechtes Auge	Linkes Auge
Kein Astigmatismus	114	112
Astigmatismus	115	117

Vernachlässigt man wiederum den Astigmatismus, der 0,5 D. nicht übersteigt, dann finden wir:

	Rechtes Auge	Linkes Auge
Astigmatismus (nicht über 0,5 D.)	140	141
Astigmatismus (über 0,5 D.)	89	88

Der Vergleich zwischen der Refraktion beider Augen in jedem der 229 alternierenden Fälle ergibt:

Isometropie . . . . . 131 Fälle
Anisometropie. . . . . 98 „

Vernachlässigt man Unterschiede, die 0,5 D. nicht übersteigen, dann findet man:

Anisometropie (nicht höher als 0,5 D.) . 185 Fälle
Anisometropie (höher als 0,5 D.) . . . 44 „

Kapitel III.

Ätiologie des Strabismus convergens.

Die erste bestimmte, fast allgemein angenommene Theorie schrieb das konvergierende Schielen einer Verkürzung der Recti interni zu. Die naturgemässe Schlussfolgerung war, dass das Leiden mit einer Durchtrennung dieser Muskeln bezw. ihrer Sehnen zu heilen sei. Sowohl Theorie wie die praktische Anwendung derselben schienen so einleuchtend und einfach, dass eine Zeit urteilsloser Muskeldurchtrennung anbrach. Als die unheilvollen Ergebnisse dieses Vorgehens

Kapitel III. Ätiologie des Strabismus convergens.

allmählich erkannt wurden, da veröffentlichte Donders sein bedeutendes Werk, und seine „Akkomodationstheorie" über die Ursache des Schielens fand sofort grossen Beifall.

Es dürfte angezeigt sein, diese beiden Theorien im einzelnen zu erörtern.

In früheren Zeiten wurden viele sonderbare Mutmassungen über die Ursache des Schielens aufgestellt; man beschuldigte „eine schlechte Anlage", Ungezogenheit, das Nachahmen anderer schielender Familienmitglieder, das Schlafen im Mondschein, die Angewohnheit, das Auge zu drehen, um eine Locke oder ein Band auf der Seite des Gesichtes zu betrachten, und dergl. mehr.

Muskeltheorie. Viele, die über konvergierendes Schielen geschrieben haben, beschuldigen als Ursache der Störung eine ungebührliche Kürze oder Spannung der Recti interni, einen fehlerhaften Ansatz ihrer Sehnen oder eine Schwäche des Externus. Einem Beobachter, der an einem Fall von konvergierendem Schielen nur das augenfälligste Symptom, nämlich die abnorme Konvergenz, sieht, dem mag es berechtigt erscheinen, diese Entstellung einem Fehler der die Augen bewegenden Muskeln zuzuschieben. Eine oberflächliche Prüfung sollte jedoch schon jeden überzeugen, dass diese Anschauung eine irrige ist.

Bei 1523 Fällen von Strabismus convergens, die ich nach dieser Richtung hin einer Prüfung unterzog, fand ich die Abduktionsfähigkeit eines jeden einzeln geprüften Auges in 81% normal; bei dem Rest, 19%, war sie unternormal, doch war der Ausfall bei den meisten dieser letzteren recht unbedeutend. Schon diese eine Erfahrung sollte wohl ein genügender Hinweis sein, dass beim konvergierenden Schielen wenigstens in 81% der Fälle weder eine ungebührliche Kürze der Interni noch eine Schwäche der Externi vorliegt. Bei den 19% hatte die Schielstellung in der grössten Mehrzahl der Fälle bereits mehrere Jahre bestanden; der Grad des Abduktionsausfalles war im Durchschnitt der Dauer der Schielstellung unmittelbar proportional. Demnach müsste bei fast allen dieser Fälle die mangelhafte Abduktion auf sekundäre Veränderungen der Muskeln und Faszien augenscheinlich bezogen werden, eine Folge der lang bestehenden Abweichung und nicht die Ursache. Man muss sich wundern, dass diese sekundären Veränderungen so selten und in solch geringem Masse vorkommen.

Dass der Strabismus convergens sehr häufig in der Narkose verschwindet, ja selbst einer Divergenzstellung Platz macht, ist eine allgemein beobachtete Erfahrung. Gelegentlich verschwindet eine starke Konvergenzstellung, wenn man die Akkommodation mit Atropin lähmt, um wieder zu erscheinen, wenn die Wirkung des Atropins abgelaufen ist. Durch die ausschliessliche Gläserbehandlung werden in ungefähr 30 % der Fälle von Strabismus convergens die Augen annähernd gerade und bleiben so gestellt, solange die Gläser getragen werden[1]).

Dies sind lauter Tatsachen, die mit dem muskulären Ursprung des Schielens schwerlich in Einklang zu bringen sind.

Theorie von Donders. Wenn jemand mit normalen, emmetropischen Augen nach einem unendlich entfernten Gegenstand, z. B. einem Stern blickt, dann sind die Sehachsen einander parallel, und es genügt die statische Refraktion eines jeden Auges, um ein scharfes Bild des Gegenstandes auf der Netzhaut zu entwerfen. Blickt man nun nach einem nur ca. 30 cm entfernten Gegenstand, dann müssen die Augen etwas nach innen gewendet werden (Konvergenz), damit beide Sehachsen im Gegenstand zusammentreffen können. Zu gleicher Zeit jedoch müssen beide Augen für die Nähe eingestellt sein (Akkommodation), damit der Gegenstand scharf erscheine. Da diese beiden Tätigkeiten, Akkommodation und Konvergenz, stets zusammen ausgeführt werden, so sind sie durch ererbte Angewöhnung „assoziiert", so dass es schwierig hält, zu konvergieren, ohne zu akkommodieren, oder zu akkommodieren, ohne zu konvergieren.

Hypermetropische Augen sind im Ruhezustand für ferne Gegenstände nicht eingestellt und noch weniger für nahe. Der Hypermetrop muss daher, um deutlich zu sehen, für die Ferne je nach dem Grad seiner Hypermetropie akkommodieren; beim Nahesehen muss er sowohl für seine Hypermetropie wie für die Nähe des Gegenstandes akkommodieren. Es besteht eine Tendenz, dass sich mit diesem abnormen Akkommodationsbestreben eine entsprechende abnorme Konvergenz verbindet. Donders glaubte nun, dass diese

---

[1]) Ich besitze keine eigene Statistik, die den Prozentsatz der nur durch das Gläsertragen erzielten „Heilungen" angibt, da ich mich nicht allein auf die optische Korrektion und das Operieren verlasse. Unter 94, von Holthouse angeführten Fällen von Strab. conv. monoc. wurde in 29 Fällen, d. h. 30,8 % die Ablenkung allmählich beseitigt und die Augen blieben gerade, solange Gläser getragen wurden. Lang und Barrett (R. L. O. H. Reports, Bd. 12) erzielten mit Gläsern unter 102 Fällen 37 Heilungen, d. h. 36,3 %; doch wurden in dieser Liste alle Fälle, bei denen weniger als 5° Ablenkung zurückblieb, als geheilt erachtet.

Kapitel III. Ätiologie des Strabismus convergens.

Tendenz die Ursache des konvergierenden Schielens sei, und riet zur optischen Korrektion der Hypermetropie zwecks Heilung des Schielens.

Auf diesem Wege der Erfahrung und der logischen Folgerung sandte der grosse Physiologe den ersten Lichtstrahl in diese dunkle Ecke der Ophthalmologie, indem er zugleich die erste Vorbedingung für eine rationelle Behandlung des Strabismus convergens aufstellte. Aber es war ein Irrtum seinerseits zu glauben, dass die Hypermetropie die grundlegende Ursache des Leidens sei.

Die weitaus grösste Mehrzahl der Kinder sind Hypermetropen. Von diesen Hypermetropen stellt sich nur ein geringer Prozentsatz in den Kliniken vor, während alle Schielenden sie früher oder später aufsuchen. Und doch kommen dort 30 Hypermetropen, die nicht schielen, auf einen Schielenden. Dieses Missverhältnis lässt sich nicht durch die Annahme erklären, dass die hochgradigen Fälle von Hypermetropie besonders zum Schielen neigen, weil aus der Statistik hervorgeht, dass dies nicht zutrifft (siehe Tabelle I und II, S. 24).

Es wird gewöhnlich behauptet, dass mässige Grade von Hypermetropie besonders leicht dem Schielen verfallen. Man erklärt das Verhalten damit, dass ein Kind mit mässiger Hypermetropie akkommodieren wird, um deutlich zu sehen; den erhöhten akkommodativen Impuls vermag es nur dann auszulösen, wenn es gleichzeitig einen damit assoziierten Konvergenzimpuls ins Treffen führt. Daraus folgt, dass es zwar mit dem einen Auge deutlich sieht, mit dem anderen jedoch nach innen schielt. Andererseits wird behauptet, dass bei hochgradiger Hypermetropie das Kind nicht genügend wird akkommodieren können, so dass es den Kampf aufgibt, um so weder deutlich zu sehen noch zu schielen.

Diese geistreiche Beweisführung ist jedoch auf falschen Voraussetzungen aufgebaut. Mässige Grade von Hypermetropie sind häufiger als hochgradige, nicht nur bei Schielenden, sondern auch bei solchen, die nicht schielen.

Ich sah die Krankengeschichten meiner ambulanten Patienten des Westham-Hospital über einen Zeitraum von ca. 1½ Jahren durch und registrierte alle Fälle von Hypermetropie ohne Schielen, deren Refraktion in Atropin-Mydriasis skiaskopisch bestimmt war. Die Fälle ordnete ich nach dem Grad der Hypermetropie und berechnete den Prozentsatz für jeden Grad[1]).

---

[1]) Wo gleichzeitig Astigmatismus bestand, wurde der Durchschnitt zwischen stärkstem und schwächstem Meridian genommen. Inzwischen

Kapitel III. Ätiologie des Strabismus convergens.

In den Fällen, bei denen die Hypermetropie mehr als 2 D. betrug, zeigte es sich, dass die Ergebnisse sehr genau mit meiner in derselben Weise ausgearbeiteten Schielstatistik übereinstimmten. Der Prozentsatz an Fällen mit weniger als 2 D. war geringer bei den Nicht-Schielenden als bei den Schielenden; desgleichen waren die durchschnittlichen Grade von Astigmatismus grösser bei den ersteren als bei den letzteren. Dieses Verhältnis beruhte offenbar auf der Tatsache, dass die meisten Nicht-Schielenden aus Patienten bestanden, die wegen Kopfschmerzen oder mangelhafter Sehschärfe Rat suchten.

Hieraus ersieht man, dass der Grad des Refraktionsfehlers sehr wenig mit der Frage zu tun hat, ob zu Beginn der Patient schielen wird oder nicht schielen wird, obschon natürlich bei einmal bestehender Schielstellung der Refraktionsfehler eine überaus wichtige Rolle spielt.

Ein hoher Grad von Hypermetropie übt auf den frühzeitigen Beginn des Schielens keinen Einfluss aus, wie die nachstehende Tabelle in entscheidender Weise zeigt:

Weniger als $+$ 2 D.; durchschnittl. Beginn mit 2,47 Jahren.[1]
Zwischen $+2$ u. $+4$ D.;   „   „   „ 2,85   „
    „ $+4$ u. $+6$ D.;   „   „   „ 2,92   „
Mehr als $+$ 6 D.;   „   „   „ 2,96   „

(Bei den monokularen Fällen habe ich den Durchschnitt zwischen dem stärksten und dem schwächsten Meridian des fixierenden Auges berücksichtigt, bei den alternierenden Fällen den Durchschnitt beider Augen.)

Sehr viele Kinder mit konvergierendem Schielen weisen nur einen normalen Grad von Hypermetropie auf, während 1—2 % gar myopisch sind.

Nach alledem ist es ersichtlich, dass die Hypermetropie, wenngleich sie in irgend einer nahen ätiologischen Beziehung zum konvergierenden Schielen steht, nicht die wesentliche Ursache dieser Anomalie bildet.

---

habe ich auch die Ergebnisse verglichen, wenn ich nur den stärksten und nur den schwächsten Meridian berücksichtigte. Die Anzahl der zusammengestellten Fälle schliesst jede Fehlerquelle des Zufalls aus. Ein geringer Mangel, der dieser Art der Vergleichung anhaftet, wird sich natürlich bemerkbar machen, doch ist der Fehler zu unbedeutend, um die Hauptergebnisse zu beeinflussen.

[1] Bei diesen Schielenden der ersten Reihe erweist sich das durchschnittliche Eintrittsalter als ein frühes, weil Fälle von wirklich alternierendem Schielen in dieser Tabelle einbegriffen sind.

Kapitel III. Ätiologie des Strabismus convergens.

Ätiologie des Strabismus convergens.

Der grösseren Klarheit halber werde ich die Behauptung zuerst aufstellen und erst nachher die Beweise anführen.

In einem Fall von Strabismus convergens tritt zu dem augenfälligsten Symptom, der Entstellung, immer ein Ausfall des Fusionsvermögens hinzu; fast immer findet im Schielauge eine Unterdrückung des Bildes statt.

Beim menschlichen Säugling sind die motorischen Koordinationen der Augen bereits bei der Geburt teilweise entwickelt. In den allerersten Lebensmonaten erfüllen diese den Zweck, die normalen Blickrichtungen der Augen zueinander annäherungsweise aufrecht zu erhalten (sofern störende Einflüsse fehlen); bald beginnt das Fusionsvermögen sich zu entwickeln; im sechsten Monat habe ich deutliche Beweise vom Vorhandensein des binokularen Sehakts vorgefunden. Mit dem zwölften Monat ist normalerweise die Entwickelung des Fusionsvermögens weit vorgeschritten, um vor Ablauf des sechsten Lebensjahres zum Abschluss zu gelangen. Sobald das Fusionsvermögen seine Entwickelung angetreten hat, wird auch die instinktive Neigung, die beiden Bilder zur Verschmelzung zu bringen, — der sog. „Wunsch, binokular zu sehen", — die Augen gerade erhalten. Ist das Fusionsvermögen einmal zu einer leidlichen Entwickelung gekommen, dann sind weder Hypermetropie, Anisometropie noch Heterophorie imstande, Schielen hervorzurufen; ja, nichts vermag dann das Auge in eine Schielstellung zu bringen als eine wirkliche Muskellähmung, die unerträgliche Doppelbilder erzeugt. Bisweilen jedoch entwickelt sich das Fusionsvermögen infolge eines angeborenen Defekts später, als es sollte, oder es entwickelt sich in ganz unzulänglicher Weise; schliesslich kann es vorkommen, dass es überhaupt nicht zur Entwickelung gelangt. In diesem letzteren Fall werden dann ausschliesslich die motorischen Koordinationen darauf angewiesen sein, die normalen Blickrichtungen aufrecht zu erhalten, und alles, was das Gleichgewicht dieser Koordination stört, wird ein konstantes Schielen hervorrufen. Folglich ist die **wesentliche Ursache des Schielens ein mangelhaft entwickeltes Fusionsvermögen**. Bei Vorhandensein dieser grundlegenden Ursache befinden sich beide Augen in einem Zustand labilen Gleichgewichts; ein geringer Reiz genügt, um sie entweder nach innen oder nach aussen schielen zu lassen. Solcher Anlässe gibt es mehrere:

Kapitel III. Ätiologie des Strabismus convergens.

1. **Hypermetropie.** — Wie bereits Seite 27 auseinandergesetzt wurde, verursacht nicht korrigierte Hypermetropie eine Tendenz zur abnormen dynamischen Konvergenz der Sehachsen; bei der weitaus grössten Mehrzahl der Hypermetropen ist das Fusionsvermögen normal, so dass diese Tendenz im Zaum gehalten wird und das Kind nicht schielt; bei mangelhaftem Fusionsvermögen jedoch steht es den Augen frei, dieser Tendenz nachzugeben, und es stellt sich ein konvergierendes Schielen ein. In den Fällen, bei welchen die Hypermetropie die unmittelbare Veranlassung darstellt, ist die abnorme Konvergenz zu Beginn lediglich eine dynamische, eine statische[1]) fehlt. Anfangs handelt es sich nur um ein periodisches Schielen — die Abweichung verschwindet, wenn das Kind keinen bestimmten Gegenstand ins Auge fasst und sich die Akkomodation entspannt. Korrigiert man gerade jetzt den Refraktionsfehler mit Gläsern, dann tritt häufig eine Heilung der Abweichung ein; werden jedoch keine Gegenmassregeln ergriffen, dann führt die übermässige Inanspruchnahme der dynamischen Konvergenztätigkeit zur Bildung einer abnormen statischen Konvergenz, so dass die Sehachsen selbst im völligen Ruhezustand der Augen konvergieren. Eine jetzt ausgeführte optische Korrektion wird nicht mehr ein sofortiges Verschwinden der Schielstellung zur Folge haben; diese Wirkung kann sie möglicherweise allmählich ausüben, nachdem die Gläser einige Wochen oder Monate getragen worden sind.

In solchen Fällen, bei denen das Fusionsvermögen vorhanden, jedoch schwach ist, kann es zwar kräftig genug sein, um während der frühen Kindheit den ermüdenden Anforderungen der unkorrigierten Hypermetropie Stand zu halten, es kann aber versagen, wenn die Aufmerksamkeit des Kindes dem ersten Unterricht gilt. Doppelsehen tritt fast nie ein; selten beobachtet man ein Kind, welches auf geduldiges Befragen zugibt, dass es ein zweites Bild sieht. Eine solche schwache Diplopie bleibt bestehen, belästigt aber nie.

Während der allerersten Lebenswochen reichen die motorischen Koordinationen, selbst in Fällen von sehr hoher Hypermetropie, aus, um annähernd die normalen gegenseitigen Blickrichtungen aufrecht zu erhalten, bis das fortschreitende Fusionsvermögen die Regulierung

---

[1]) Als dynamische Konvergenz bezeichnet man die aktive, zum Nahesehen benötigte Adduktion beider Augen; als statische die Stellungskonvergenz der Schielaugen, die dem Schielwinkel entspricht.

Kapitel III. Ätiologie des Strabismus convergens.

übernimmt und einen sicheren Verlauf verbürgt. Wahrscheinlich macht der Säugling nur wenig Gebrauch von seiner Akkomodation in dieser frühen Lebenszeit; doch kann in seltenen Fällen die Hypermetropie imstande sein, Schielen noch vor jener Zeit hervorzurufen, da das Kind normalerweise anfangen sollte, sein Fusionsvermögen zu erlangen (z. B. Fall A, 503, S. 87). Wird in einem solchen Fall das weitere Bestehen der Abweichung nicht verhindert, dann wird selbstredend die natürliche Entwickelung des Fusionsvermögens aufgehoben.

2. Anisometropie und die seltene, kongenitale Amblyopie prädisponieren zum Schielen, indem sie den binokularen Sehakt schwieriger gestalten. Gelegentlich trifft man einen Schielfall, bei dem das fixierende Auge annähernd emmetropisch, das Schielauge 10 oder 15 D. myopisch ist.

3. Bei normalem Fusionsvermögen wird ein Gleichgewichtsdefekt des motorischen Apparates Heterophorie, aber nicht Schielen hervorrufen; fehlt jedoch der regulierende Einfluss des Fusionsvermögens, dann ist der Gleichgewichtsdefekt imstande, eine wirkliche Abweichung hervorzurufen. Dies geschieht z. B., wenn bei der Prüfung auf Heterophorie die Fusion mittelst des Maddox-Stäbchens, farbiger Gläser etc. zeitweilig ausgeschaltet wird.

4. Fieberhafte Erkrankungen, besonders der Keuchhusten, werden oft von den Eltern als Ursache des Schielens angesprochen. Gewöhnlich erfährt man, dass das Kind während der Genesung beim Schielen ertappt wurde, dass das Schielen anfangs nur periodisch auftrat, später aber nach einigen Wochen konstant wurde. Solche Kinder zeigen in der Regel einen ziemlichen Grad von Hypermetropie.

Die Entstehungsart dieser Schielfälle ist wahrscheinlich folgende: Das Fusionsvermögen ist mangelhaft, wie die Abwesenheit der Doppelbilder beweist, doch hatte bisher die motorische Koordination oder doch ein geringer Grad des Fusionsvermögens ausgereicht, um das Auftreten einer Abweichung zu verhindern. Während der Genesung erhält das Kind Bilderbücher; dank der muskulären, durch die Krankheit herbeigeführten Schwäche vermag es nicht mehr so kräftig zu akkomodieren wie früher. Die übermässige Akkommodationsanstrengung bringt das labile Gleichgewicht daher zu Fall.

Zu Beginn ist die abnorme Konvergenz nur eine dynamische; sie verschwindet, sowie das Kind die Akkommodation entspannt. Durch Gläsertragen lässt sich nunmehr oft eine Heilung erzielen. Lässt man jedoch die Gelegenheit einzugreifen vorbeigehen, dann stellt sich eine statische Konvergenz ein und aus dem bisher nur vorläufig periodischen Schielen wird ein konstantes.

Kapitel III. Ätiologie des Strabismus convergens. 33

Im Gegensatz zu diesen Fällen kann es gelegentlich vorkommen, dass ein Kind mit völlig normalem Fusionsvermögen von einer Parese des Externus nach Diphtherie ergriffen wird; ein solches Kind klagt über andauerndes und lästiges Doppelsehen, bis der Muskel seine Funktion wieder erlangt hat.

Kürzlich hatte ich Gelegenheit, einen Fall dieser Art zu beobachten. Das 5 jähr. kleine Mädchen hatte nach Diphtherie eine R. Externus-Parese. Es gab von selbst an, zwei Wärterinnen zu sehen und dass ihr alles so komisch vorkomme. Die Patientin war beim Gehen unsicher in ihren Bewegungen und griff oft daneben, wenn sie einen Ball vom Boden aufheben sollte; als ich ihr ein Bilderbuch zum Ansehen reichte, deckte sie das kranke Auge mit der Hand zu. Bei meinem nächsten Besuch einige Tage später, hielt sie den Kopf beständig nach rechts gedreht, offenbar, damit sie die Bilder verschmelzen konnte. Nach ungefähr 7 Wochen war die Patientin völlig geheilt.

5. Eine heftige Gemütsbewegung nach grossem Schreck, Krämpfen usw. kann bei fehlendem Fusionsvermögen das Gleichgewicht des Konvergenzzentrums aufheben. Die Konvergenz ist eine statische, das Schielen tritt alsbald ein und ist von Anfang an konstant. Der Refraktionsfehler ist Nebensache. Von diesen Fällen gehört ein grosser Prozentsatz zu den alternierenden Schielformen.

Der Einfluss der Vererbung ist ein bemerkenswerter Zug, der aus jeder Zusammenstellung von konvergierenden Schielfällen hervorgeht. In 1373 Schielfällen, bei denen ich, wie anzunehmen, zuverlässige Auskunft erhalten konnte, wurde anamnestisch Schielen der Eltern, Grosseltern oder Geschwister nicht weniger als 711 mal, d. h. bei 51,78 % angegeben.

Kongenitale Externuslähmung. — Ab und zu beobachtet man einen Fall, bei dem die Abduktionsfähigkeit eines Auges seit frühester Kindheit fehlt, vielleicht die Folge einer während der Geburt erlittenen Verletzung. Werden keine Gegenmassregeln ergriffen, dann wird das konvergente Auge rasch in hohem Masse amblyopisch.

Beweis, dass die wesentliche Ursache des Schielens ein mangelhaft entwickeltes Fusionsvermögen ist.

Werden zwei Figurenplatten, wie die der Fig. 11 (S. 77), in das Amblyoskop gestellt, dann wird jemand mit einem normalen Augenpaar imstande sein, die beiden unvollständigen Bilder zu einem ganzen Bild zu verschmelzen; ändert man den Winkel des Apparats, dann werden die Augen konvergieren oder (bis zu einem gewissen

Grad) auch divergieren, um den Figuren nachzufolgen und die Fusion beizubehalten.

Nun nehme man sich einen jugendlichen Patienten mit einem gewöhnlichen monokularen Strabismus convergens vor, der beiderseits gute Sehschärfe hat, und lege das Amblyoskop dem Schielwinkel entsprechend an. Der Patient wird nur mit dem fixierenden Auge sehen, das Bild des schielenden Auges wird unterdrückt. Wird die Exklusion nunmehr nach der im Kapitel VII beschriebenen Methode überwunden, dann wird er die beiden unvollständigen Figuren gleichzeitig erblicken. Mit einiger Übung lässt sich in der Regel eine Stellung ermitteln, bei der sich die beiden unvollständigen Figurenbilder bedecken, so dass der Patient sie zu einem einzigen, vollständigen Bild verschmolzen sieht. Verschmolzen werden sie jedoch nur in der einen Stellung; wird der Winkel des Apparates wieder geändert, dann trennen sich sofort die Bilder, die Fusion lässt sich durch keinerlei Anstrengung aufrecht erhalten. Daraus geht hervor, dass das Fusionsvermögen zwar nicht gänzlich fehlt, jedoch ausserordentlich gering entwickelt ist. Die in solchen Fällen durch Übung des Fusionsvermögens im frühen Alter erzielten herrlichen Erfolge sind eine starke Stütze für die Anschauung, dass die mangelhafte Entwickelung dieses Sinnes das grundlegende Moment für das Auftreten der Schielstellung abgab.

Betrachten wir sodann einen typischen Fall von wirklich alternierendem Schielen. Die Sehschärfe ist beiderseits völlig normal, ein wesentlicher Refraktionsfehler ist nicht vorhanden, die Augenbewegungen erfolgen einzeln normal. Warum schielt denn eigentlich ein solches Augenpaar? Die Muskeltheorie kann es nicht erklären, da ja ein Motilitätsausfall eines der Augen fehlt. Hypermetropie kann nicht die Ursache sein, da ja ein unbedeutender oder kein Refraktionsfehler besteht; überdies übt das Gläsertragen in der Regel keinerlei Wirkung auf die Schielstellung aus. Keine der bisher aufgestellten Theorien konnte diese Fälle in befriedigender Weise erklären. Prüft man aber die Beschaffenheit des Fusionsvermögens, dann löst sich sofort das Rätsel. Man lasse einen Patienten mit wirklich alternierendem Schielen ein Paar der Figurenplatten, wie z. B. Fig. 11 (S. 77) mit dem Amblyoskop betrachten. Sind die Figuren sehr weit auseinander, dann vermag er vielleicht beide zu sehen; nähert man sie einander, dann verliert er die eine aus dem Auge. Einen wirklich alternierenden Schielenden wird noch so viel

Einüben jedoch niemals in den Stand setzen, die beiden Figuren gleichzeitig zu sehen, wenn sie nahe beieinander liegen, noch viel weniger wird er es fertig bringen, sie zu verschmelzen. Es besteht bei ihm kongenital ein völliges Fehlen des Fusionsvermögens.

Die so häufige Tatsache, dass das Schielen bei mehreren Familienmitgliedern auftritt, ermöglichte es mir, einen noch bestimmteren Beweis zu erhalten. Wenn ein Kind wegen konvergierenden Schielens in meiner Behandlung war, habe ich die Mutter in sehr vielen Fällen bewogen, mir einen jüngeren Bruder oder eine Schwester, die bisher nicht geschielt hatten, ebenfalls zur Untersuchung zu bringen. Bei allen diesen Geschwistern der Schielenden mit Ausnahme der widerspenstigsten habe ich das Fusionsvermögen mit dem Amblyoskop geprüft. Bei 157 dieser Kinder war ich imstande, den späteren Befund zu verfolgen. 106 mal hatte ich das Fusionsvermögen gut entwickelt vorgefunden; **nicht einer dieser Patienten hat in der Folge geschielt.** Von 37 Fällen, die den Vermerk „zweifelhaft" erhalten hatten, haben sechs inzwischen geschielt. Von 14 Fällen, bei denen mein Vermerk „sehr mangelhaftes Fusionsvermögen" gelautet hatte, haben es inzwischen acht zu einem konstanten Schielen gebracht und ein weiteres Kind soll gelegentlich schielen.

Kapitel IV.

Kongenitale und erworbene Amblyopie.

Die in diesem Kapitel besprochene Amblyopie ist eine teilweise Erblindung eines Auges, bei dem die sorgfältigste Untersuchung des Fundus und der Medien nichts zutage fördert, was die Sehschwäche ausreichend erklärt. Diese Amblyopie, die entweder angeboren oder erworben sein kann, bleibt noch bestehen, wenn auch jeder etwa vorhandene Refraktionsfehler peinlichst mit Gläsern korrigiert wurde.

Es dürfte angezeigt sein, die angeborene und die erworbene Form der Amblyopie getrennt zu betrachten, ehe die in Fällen von konvergierendem Schielen so oft gefundene Amblyopie erörtert wird.

Kongenitale Amblyopie ist, abgesehen von Schielfällen, ein seltener Befund. Man sollte niemals einen Fall dafür erklären,

Kapitel IV. Kongenitale und erworbene Amblyopie.

wenn es nicht durch sorgfältiges Befragen intelligenter und aufmerksamer Eltern sicher gestellt ist, dass der Patient nicht als Kind geschielt hat.

Unter vielen Untersuchungen solcher Patienten, die noch nie geschielt hatten, habe ich nur 23 Fälle von Amblyopie (Sehschärfe $6/18$ oder noch geringer) gefunden, deren Auffassung als kongenital mir berechtigt erschien. Diese Fälle finden sich im Anhang (S. 128) ausführlich beschrieben, sie zeigen gewisse gemeinsame Eigentümlichkeiten: Fundus und Medien sind dem Aussehen nach normal; das Gesichtsfeld, sowohl für Weiss wie für Farben, ist normal gross, Skotome fehlen. Das zentrale Farbenvermögen ist normal; der periphere Formsinn[1]) verhält sich bis auf 20^0 an den Fixierpunkt heran normal.

Daraus scheint hervorzugehen, dass die Anomalie darin besteht, dass das nötige Übergewicht der Maculagegend fehlt, und nicht darin, dass die Empfindlichkeit des Sehapparats allgemein herabgemindert ist. In keinem Fall sank die Sehschärfe des amblyopischen Auges unter $6/60$. Das auffallendste Merkmal dieser Fälle ist jedoch der Umstand, dass sich die Anomalie auf das eine Auge beschränkt, welches fast immer einen hochgradigen, zusammengesetzten hypermetropischen Astigmatismus aufweist, während das andere Auge normale Sehschärfe mit normaler Refraktion oder Hypermetropie ohne irgend einen nennenswerten Grad von Astigmatismus zeigt[2]). In

---

[1]) Um diesen zu prüfen, verwende ich drei Schirme aus Metall von 5 cm im Quadrat, die je ein weisses, verschieden grosses O auf schwarzem Grunde aufweisen; durch eine einfache mechanische Vorrichtung lässt sich das O rasch in ein C verwandeln. Die Schirme werden nacheinander auf dem Objektträger eines Perimeters befestigt. Die Untersuchung wird nun genau so vorgenommen, wie die Aufnahme eines Gesichtsfeldes, indem der Patient aufgefordert wird, jedesmal anzugeben, ob es sich um ein O oder um ein C handle. Auf diese Weise erhält man drei Felder auf der Karte abgegrenzt. Diese Untersuchungsmethode, die sich zwar für wissenschaftliche Forschungszwecke sehr wertvoll erweist, ist naturgemäss zu ermüdend für den gewöhnlichen klinischen Gebrauch.

[2]) Ich möchte mich aller vagen Spekulationen enthalten. Aber hier taucht der natürliche Gedanke auf, wäre es nicht möglich, dass bei manchen von diesen Fällen, deren Amblyopie ich als eine kongenitale auslegte, die Amblyopie in Wirklichkeit dadurch hätte erworben sein können, dass der Patient seine ganze Aufmerksamkeit auf das scharfe Bild lenkte, obgleich das letztere mit dem verwaschenen Bild des astigmatischen Auges verschmolzen wird? Die Tatsache, dass die Amblyopie sich stets auf das eine Auge beschränkte, verleiht dieser Annahme einige Wahrscheinlichkeit. Die Möglichkeit, die Aufmerksamkeit auf das in dem einen Auge entstan-

Kapitel IV. Kongenitale und erworbene Amblyopie.

vielen von diesen Fällen wurde das Fusionsvermögen mit dem Amblyoskop geprüft und als gut entwickelt befunden.

Es gibt eine weitere, kleine Gruppe von Fällen, bei denen die Amblyopie beinahe sicher als eine kongenitale gelten kann. Tabelle III, Seite 44, umfasst nur Schielfälle, bei denen ich die Behandlung bald nach dem ersten Auftreten der Abweichung begann und gründlich durchführte, so dass kaum eine Möglichkeit erworbener Amblyopie vorliegen konnte. Wie man sieht, hat weitaus die grösste Mehrzahl dieser Patienten beiderseits nach der Gläserkorrektion eine normale Sehschärfe. Bei 17 der 193 Fälle jedoch betrug die Sehschärfe des Schielauges $6/9$ oder $6/12$; bei 9 Fällen $6/18$ oder $6/24$; bei 2 Fällen $6/36$ oder $6/60$. Bei keinem Fall sank die Sehschärfe unter $6/60$ und bei keinem Fall fehlte die Fähigkeit, zentral zu fixieren. Bei Durchsicht der Krankengeschichten finde ich, dass in den stärker amblyopischen Fällen das schwache Auge fast stets einen hohen Grad von zusammengesetztem hypermetropischen Astigmatismus aufwies, während das andere Auge eine normale Sehschärfe und fast immer einfache Hypermetropie ohne nennenswerten Astigmatismus zeigte. Diese Fälle finden sich im Anhang, Seite 129, beschrieben.

Durch Nichtgebrauch erworbene Amblyopie (A. ex anopsia). — In einem Fall von Strabismus convergens wird der Patient, wenn beide Augen offen sind, nur mit dem gerade gerichteten Auge sehen, selbst wenn jedes Auge für sich normale Sehschärfe besitzt. Die von dem abgewichenen Auge aufgenommenen Eindrücke werden psychisch unterdrückt. Handelt es sich um ein kleines Kind mit konstantem monokularem Schielen, dann hat der Nichtgebrauch des abgewichenen Auges zur Folge, dass sich seine Sehschärfe allmählich verschlechtert, eine Verschlimmerung, die um so rascher erfolgt, je jünger das Kind; daher der allgemein verbreitete Glauben,

---

dene Bild zu beschränken und doch zur gleichen Zeit binokular zu sehen, lässt sich mit Leichtigkeit nachweisen. Man möge den Refraktionszustand eines solchen Patienten durch Vorhalten eines scharfen Zylinders vor das eigene Auge nachahmen und dann mit beiden Augen zugleich die Sehproben lesen. Indem man die Aufmerksamkeit auf das eine Auge allein beschränkt, wird man $6/6$ lesen; liest man in einem Buche, so erreicht man es bald, das verwaschene, durch den Zylinder gesehene Bild gänzlich ausser acht zu lassen. Zugleich kann man sich leicht davon überzeugen, dass binokular gesehen wird: ein Prisma, Basis innen, erzeugt Diplopie, ein Prisma, Basis aussen, Konvergenz der Sehachsen, damit eine Verschmelzung der Bilder zustande kommt; (Versuch mit den 4 Farbenkreisen etc.).

Kapitel IV. Kongenitale und erworbene Amblyopie.

dass ein in früher Kindheit schielendes Auge notwendigerweise ziemlich blind sein muss. Dies trifft nicht zu, wie die Tabelle III, Seite 44, deutlich beweist. Es wird ein Kind mit beiderseits normaler Sehschärfe, bei dem sich im Alter von 6—8 Monaten konstantes monokulares Schielen ausbildet, bei fehlender sachgemässer Behandlung allerdings bald ein blindes Schielauge besitzen. Der Verlust des Sehvermögens im Schielauge erfolgt dabei so rasch, dass die Fähigkeit, zentral zu fixieren, oft innerhalb 8—10 Wochen verloren geht. Bei einem Auge, das im Alter von beispielsweise $1^{1}/_{2}$ Jahren konstant zu schielen beginnt, schreitet die Sehschwäche zwar rasch, aber doch viel weniger rasch als bei einem jüngeren Kinde fort; es vergehen zum mindesten in der Regel 5 oder 6 Monate, ehe das Auge die Fähigkeit, zentral zu fixieren, verliert. Ein Auge, das erst im Alter von 3 Jahren konstant zu schielen beginnt, büsst selten vor Ablauf eines Jahres die zentrale Fixation im ganzen Umfang ein. Niemals wird die letztere nach meinen Erfahrungen dann verloren gehen, wenn das Schielen erst nach einem Alter von 6 Jahren auftrat. Auch die Amblyopie ex anopsia erreicht in diesem Alter selten einen höheren Grad. Bei der erworbenen Amblyopie handelt es sich um einen echten Verlust des Sehvermögens, nicht um eine misslungene Funktionsentwickelung, wie die im folgenden aufgeführten Fälle beweisen.

Ich besitze Aufzeichnungen über mehrere Fälle, bei denen ungebildete oder sorglose Eltern unbewusst höchst lehrreiche (aber unheilvolle), diesbezügliche Versuche an ihren Kindern ausführten. Kurze Berichte über einige der auffallendsten Beispiele schliesse ich hier an.

(Fall A. 77.)[1]) Am 14. XI. 1895 beobachtete ich zu Westham ein Mädchen von 2 Jahren 7 Monaten, das rechts einen Strab. conv. const. 22° hatte. Nach Angabe der Mutter schielte das Kind seit beiläufig einem Monat. Das Schielen war beinahe ein alternierendes. Bedeckte man einen Augenblick das linke Auge, dann fixierte das rechte und setzte dies noch einige Minuten lang fort nach Entfernung des Schirmes. Zwei Stunden nach Einträufelung eines Tropfens Atropin in das linke Auge konnte man

---

[1]) Die Buchstaben und Zahlen beziehen sich auf die Registerzeichen für die Aufzeichnungen meiner gesammelten Schielfälle. In den Krankengeschichten habe ich gewisse Abkürzungen verwendet, die zum Teil vielleicht einer Erklärung bedürfen, z. B. bedeutet Strab. conv. R. 22° Strabismus convergens constans, rechtes Auge schielt um 22°, für die Ferne gemessen; V. O. d. bedeutet Sehschärfe des rechten Auges. Wurden Gläser verschrieben, dann wurden Schielwinkel und Sehschärfe stets mit den korrigierenden Gläsern gemessen.

Kapitel IV. Kongenitale und erworbene Amblyopie.

beobachten, wie die Patientin stets links schielte und mit dem rechten Auge fixierte.

21. XI. 1895. In Atropin-Mydriasis ergibt die Skiaskopie jederseits $+3{,}75$ D. sph. Ich verschrieb $+3$ D. sph. zum dauernden Tragen; ein Tropfen Atropin jeden Morgen **nur** in das linke Auge zu träufeln. Nach einem Monat wieder vorzustellen.

22. VIII. 1901. Das Kind wird mir nach dem Westham-Hospital gebracht. Ungefähr sechs Jahre sind verstrichen, seitdem ich es sah. Mutter erinnert sich nicht mehr daran, dass sie die Tropfen für das linke Auge verwendet hat; das Kind soll die Gläser ungefähr ein Jahr lang getragen, aber dann verloren haben. Inzwischen keine Behandlung. Das nunmehr acht Jahre vier Monate alte Kind hat rechts Strab. conv. $17°$, die Fixation des rechten Auges fehlt, seine Sehschärfe ist auf Fingerzählen in $1^{1}/_{2}$ m gesunken.

(Fall D. 527.) Am **16. X. 1900** wird ein 13 Monate alter Knabe nach Moorfields gebracht. Nach Angabe der Mutter soll er „seit einigen Wochen" schielen. Rechts Strab. conv. ca. $30°$ (der Schielwinkel wechselt etwas). Gute zentrale Fixation rechts.

23. X. 1900. In Atropin-Mydriasis skiaskopisch O. d. $+4$ D. sph. $+1$ D. cyl. A. vert.: O. s. $+4$ D. sph. Ich verschrieb Gläser, um $0{,}5$ D. schwächer als skiaskopischer Befund. Ausserdem 1% Atropin **nur** für das linke Auge jeden Morgen.

4. XII. 1900. Das rechte, nicht-atropinisierte Auge wird stets sowohl für die Ferne wie für die Nähe benutzt, während das atropinisierte linke Auge schielt. Die Gläser werden gut getragen. Ordination: Tropfen weglassen, nach einem Monat wieder vorstellen.

8. I. 1901. Strab. conv. jetzt $18°$ (mit Gläsern). Kind schielt, so lang es die Brille trägt, gleichermassen mit dem einen oder anderen Auge alternierend. Ord.: Gläser beibehalten, in der ersten Aprilwoche wiederkommen.

3. I. 1902. Kind hat sich seit einem Jahr nicht blicken lassen. Die Mutter sagt, die Brille sei bald nach dem letzten Besuch verloren gegangen. Jetzt Strab. conv. $32°$ rechts; Fixation verloren gegangen. Wird das linke Auge verbunden, dann sieht das Kind zwar die 4 cm grosse Elfenbeinkugel, wenn sie auf dem Boden dahinrollt, kann die stillstehende Kugel jedoch nur dann finden, wenn sie dicht vor seinen Füssen liegt.

(Fall A. 432.) Am **11. I. 1900** wurde ein zwei Jahre zwei Monate alter Knabe zu mir nach dem Westham-Hospital gebracht. Strab. conv. altern. $27°$; in der Nähe Zunahme der Schielstellung. Nach Angabe der Mutter schielt er seit weniger als einem Monat. Ich verschrieb Atropinsalbe, 3 mal täglich für beide Augen und hiess die Mutter, ihn nach einer Woche zur Brillenbestimmung wiederzubringen.

7. XI. 1901. (Nach einem Jahr und zehn Monaten.) Die Mutter hatte die Salbe gar nicht gebraucht und war nicht, wie geheissen, wiedergekommen, weil der Vater glaubte, „dass mit den Augen nicht zu spassen sei". Jetzt links Strab. conv. $34°$; keine Fixation links und Sehschärfe (Kugelprobe) bedeutend weniger als $^{6}/_{60}$.

(Fall D. 730.) **13. VII. 1901.** Mädchen von 7 Wochen mit Strab. conv. R. von annähernd 10° (Schielwinkel schwankt etwas) und guter zentraler Fixation.
17. VII. In Atropin-Mydriasis beiderseits skiaskopisch $+ 2,5$ D. sph. Ordination: Atropinsalbe jeden Morgen, nur für linkes Auge.
31. VII. Das Kind benutzt rechtes (nicht-atropinisiertes) Auge fast ebenso häufig wie linkes (atropinisiertes) Auge. Ord.: Mit Atropin fortfahren, nur links.
28. VIII. Atropin wurde nicht benutzt. Jetzt konvergiert rechtes Auge ca. 30°, Winkel ziemlich konstant; zentrale Fixation rechts aufgehoben. Ord.: Links drei Tage lang beständig Auge verbunden lassen.
31. VIII. Rechts keine Fixation.

Ich wollte bei diesem noch so jungen Säugling das bessere Auge mehrere Wochen hindurch lieber nicht verdeckt lassen, aus Furcht, es könnte dadurch amblyopisch werden; daher liess ich das Auge nur immer einen halben Tag verbinden. Nach sechs Wochen hatte das rechte Auge wieder sichere, zentrale Fixation erlangt.

(Fall B. 24.) Am **4. II. 1896** wurde ich zu einem Mädchen von zwei Jahren zehn Monaten gerufen, dessen linkes Auge gelegentlich geschielt hatte, seitdem sie mit $2\,^1/_2$ Jahren an Keuchhusten erkrankt war; die letzten vier bis fünf Wochen war das Schielen konstant gewesen. Schielwinkel beträgt 26°. Nachdem ich in einer Stunde öfters Atropin eingeträufelt hatte, drehte sich das rechte Auge einwärts und das linke Auge wurde stets für die Nähe wie die Ferne benutzt. Mit diesem Auge konnte das Kind eine kleine Murmel am anderen Ende des Zimmers leicht unterscheiden; das Sehvermögen des linken Auges muss daher normal oder fast normal gewesen sein.

Eine Woche danach wurde der Refraktionsfehler in Atropin-Mydriasis skiaskopisch bestimmt: O. d. $+ 4,5$ D.; O. s. $+ 5,5$ D.

Ich verschrieb eine Brille zum ständigen Tragen, rechts $+ 4$ D., links $+ 5$ D.; ausserdem täglich morgens einen Tropfen Atropin nur in das rechte Auge. Nach einigen Wochen sollten Übungen mit dem Amblyoskop vorgenommen werden.

Da die Eltern von meinen Methoden nicht eingenommen waren, beschlossen sie, noch einen anderen Rat zu holen und brachten das Kind zu einem Augenarzt, der erklärte, dass das Kind zum Gläsertragen zu jung sei. Er verschrieb Atropin für beide Augen, zweimal tgl. einzuträufeln. Diese Therapie wurde etwas über ein Jahr lang eingehalten, danach bekam das Kind eine Brille. Mit 7 Jahren wurde das linke Auge vom Arzte operiert (Tenotomie).

17. XII. 1901. Das Kind wurde 5 J. 10 Mon. nach meiner erstmaligen Behandlung wieder zu mir gebracht. Links eine Konvergenz von 14° beim Gläsertragen, Auge prominent und Karunkel eingesunken; zentrale Fixation verloren gegangen, Sehschärfe auf Fingerzählen in 30 cm Entfernung herabgesunken.

Inzwischen habe ich die Entstellung durch Vorlagerung des linken Externus beseitigt, doch bleibt das Auge natürlich hoffnungslos blind.

Kapitel IV. Kongenitale und erworbene Amblyopie.

(Fall B. 83.) Am **27. X. 1897** wurde mir ein zweijähriges Mädchen gebracht, das nach Angabe der Mutter früher mehrere Monate lang gelegentlich geschielt hatte, jedoch konstant seit anfangs August. Links Strab. conv. 21^0. Mit dem rechten Auge konnte es eine $5/4$ cm grosse Elfenbeinkugel auf Zimmerdistanz (ca. 7 m) stets erkennen. Wurde das rechte Auge verbunden, dann konnte Patientin ebenfalls eine 4 cm grosse Kugel mit dem linken Auge erkennen, doch machte es ihr Schwierigkeiten, eine halb so grosse Kugel aufzufinden, es sei denn, dass man ihr gestattete, der noch rollenden Kugel nachzulaufen.

1. XI. 1897. In Atropin-Mydriasis skiaskopisch beiderseits $+ 3,5$ D. sph. $+ 0,75$ D. cyl. A. vert. Ordination: Brille mit $+ 0,5$ D. weniger, als die Skiaskopie ergab; rechtes Auge eine Woche lang beständig verbunden lassen, danach **nur** in dieses Auge ein Tropfen Atropin täglich morgens.

7. XII. 1897. Kind trägt die Brille gut, benutzt das rechte (atropinisierte Auge) für die Ferne, das linke (nicht-atropinisierte) für die Nähe. Schielwinkel (mit Gläsern) 17^0. Ordination: Fortfahren.

8. II. 1898. Kind benutzt jetzt stets das nicht-atropinisierte linke Auge für die Ferne wie für die Nähe und schielt stets mit dem rechten (atropinisierten) Auge. Ordination: Atropin weglassen, nach einem Monat wiederkommen.

29. VI. 1899 ($5/4$ Jahr später). Bald nach dem letzten Besuch war der Vater, ein Bankbeamter, nach Nord-England versetzt worden; die Mutter gab an, sie glaubte, lieber die Tropfen weiter einträufeln zu sollen, da sie mir das Kind nicht bringen konnte. Sie träufelte daher täglich ungefähr sechs Monate lang nur rechts ein, inzwischen aber nicht. Das Kind zeigt jetzt einen konstanten Strab. von 11^0 mit den Gläsern. Kugelprobe ergibt, dass die Sehschärfe des linken Auges normal ist, die des rechten Auges jedoch kaum $6/60$ beträgt. Rechts wird zwar zentral fixiert, aber unsicher.

Inzwischen wurden alle möglichen Mittel angewandt, um die Sehschärfe des rechten Auges wiederherzustellen. Das Kind hat jetzt lesen gelernt. Am 8. XI. 1901 betrug die Sehschärfe des linken (ursprünglich schielenden) Auges $6/6$, die des rechten (ursprünglich fixierenden) Auges $6/12$.

(Fall D. 332.) Am **9. V. 1900** beobachtete ich zu Moorfields einen 3 Jahre 2 Monate alten Knaben, der seit dem Alter von 2 Jahren 8 Monaten konstant mit dem rechten Auge geschielt hatte. Keine hereditäre Veranlagung. Abduktion normal. Strab. conv. const. rechts 46^0; gute zentrale Fixation. Sieht mit rechtem Auge Kugel von $5/4$ cm Grösse leicht auf 6 m. Ordination: Atropin beiderseits zur Refraktionsprüfung.

16. V. 1900. Strab. conv. rechts (mit Atropin) 37^0. Skiaskopisch: Rechtes Auge: $+ 7$ D. sph. $+ 1,25$ D. cyl. A. vert.; linkes Auge: $+ 6,25$ D. sph. $+ 1,5$ D. cyl. A. vert. Ordination: Gläser 0,5 D. weniger als skiaskop. Befund, ausserdem $1^0/_0$ Atropintropfen, täglich morgens, **nur** für linkes Auge. Nach einem Monat wiederkommen.

Kapitel IV. Kongenitale und erworbene Amblyopie.

5. VI. 1901 (13 Monate später). Die Mutter verwendete die Tropfen einen Monat lang, wurde aber krank, so dass das Kind seither vernachlässigt wurde. Die Gläser sind inzwischen dauernd getragen worden. Strab. conv. rechts 36°; das rechte Auge kann nicht mehr zentral fixieren. Ordination: Linkes Auge einen Monat lang beständig verbunden lassen.

3. VII. 1901. Rechts zentrale Fixation wiedererlangt. Ordination: 1 % Atropintropfen jeden Morgen zwei Monate lang, nur links.

28. VIII. 1901. Patient benutzt das linke (atropinisierte) Auge für die Ferne, das rechte (nicht-atropinisierte) für die Nähe. Ordination: Tropfen, nur links, noch zwei Monate fortsetzen.

4. XII. 1901. Tropfen wurden bis vor drei Wochen verwendet, seither nicht, da sie ausgingen. Kind benutzt nunmehr, ohne Atropin, stets das ursprünglich schielende, rechte Auge und schielt mit dem ursprünglich fixierenden, linken Auge.

2. IV. 1902. Das letzte Mal hatte ich zufällig vergessen, der Mutter schriftliche Anweisungen zu geben, daher Missverständnis. Das Kind schielt immer noch mit dem linken Auge (24°), fixiert zentral damit, aber sehr unsicher. Ordination: 1 % Atropintropfen, einen Monat lang täglich morgens, nur rechts.

7. V. 1902. Kind will linkes (nicht atropinisiertes) Auge nicht freiwillig benutzen, selbst nicht für die Nähe. Ordination: Rechtes Auge einen Monat lang dauernd verbinden.

4. VI. 1902. Ruhige zentrale Fixation links. Ordination: Klappe weglassen und zwei Monate lang Atropin einträufeln, nur rechts.

6. VIII. 1902. Das Kind benutzt nun das linke (nicht-atropinisierte) Auge und schielt mit dem rechten (atropinisierten) stets beim Naheschen, gewöhnlich auch beim Fernsehen. Ordination: Tropfen weglassen.

30. VIII. 1902. Das Kind benutzt nunmehr beide Augen gleichermassen, Strab. conv. altern. 24° (mit Gläsern).

(Fall D. 286.) **9. X. 1900.** Mädchen von 5 Jahren 7 Monaten, das im Alter von 3 Jahren 9 Monaten plötzlich zu schielen begann und seither einen konstanten Strabismus hatte. Es besteht bereits Atropin-Mydriasis. Strab. conv. links 36°. Skiaskopisch: Rechts, $+ 4,5$ D. sph. $+ 0,25$ D. cyl. A. hor.; links dasselbe schätzungsweise an der Macula. Links keine Fixation. Ordination: Beiderseits $+ 4$ D.; rechtes Auge einen Monat lang beständig verbunden lassen.

9. VIII. 1901. Patientin wurde bis auf das Gläsertragen vernachlässigt. Vis. O. d. $6/6$, Vis. O. s. $6/60$. Keine Fixation links. Ord.: Beständig Klappe rechts, drei Wochen lang.

30. VIII. 1901. Ratschläge wurden befolgt, gute zentrale Fixation links. Vis. O. s. $6/18$. Ord.: Atropintropfen nur rechts, sechs Wochen lang.

4. XI. 1901. Vis. O. s $6/9$; Strab. const. 16°. Das Kind benutzt das linke (nicht-atropinisierte) Auge für die Nähe, das rechte (atropinisierte) Auge für die Ferne. Ord.: Zwei Monate lang Atropin, nur rechts, fortsetzen.

Kapitel IV. Kongenitale und erworbene Amblyopie.

3. XII. 1901. Sehschärfe beiderseits $6/6$. Das Kind benutzt linkes Auge und schielt beständig mit dem rechten, beim Nahesehen wie beim Fernsehen. Ord.: Atropin weglassen, nach zwei Wochen wiederkommen.

6. V. 1902. Kind hat sich seit fünf Monaten nicht blicken lassen. Während dieser Zeit hat es konstant mit dem R. (ursprünglich fixierenden) Auge geschielt. Vis. O. d. $6/18$; Vis. O. s. $6/6$. Seit letztem Dezember rechts eine Amblyopie von $6/18$ erworben. Ord.: Atropintropfen, nur links, einen Monat lang.

6. VI. 1902. Schielt jetzt mit linkem atropinisiertem Auge 18°. Vis. beiderseits $6/6$.

Schlussbemerkung. Dieser Fall gehört ganz und gar zu den Ausnahmen, des Alters (fast sieben Jahre) wegen, in dem die Amblyopie des rechten Auges erworben wurde.

Amblyopia ex anopsia betrifft wie auch die A. congenita fast ausschliesslich das zentrale und parazentrale Netzhautgebiet und bewirkt keine Verengerung der peripheren Gesichtsfeldgrenzen. Aber die Sehschwäche erreicht bei ihr einen äusserst hohen Grad, der bei der angeborenen Form nicht vorkommt. Bei dieser sinkt das zentrale Sehen nie unter $6/60$, die gewöhnlich 5° vom Fixierpunkt vorhandene Sehschärfe. In einem ausgesprochenen Fall von erworbener Amblyopie besteht oft ein 25° bis 30° um die Mitte des Gesichtsfeldes sich erstreckendes Skotom, in dem nur Lichtschein zu sein braucht; ausserhalb dieses Feldes kann Fingerzählen auf eine Entfernung von 30—60 cm vorhanden sein.

Amblyopie in Fällen von Einwärtsschielen.

Nachdem nun die kongenitale und die erworbene Amblyopie einzeln erörtert worden sind, ergibt sich die Möglichkeit, die Ursache der so oft bei Fällen von Strab. conv. monoc. vorgefundenen Sehschwäche zu betrachten. In jedem einzelnen Fall, den man zum erstenmal zu sehen bekommt, nachdem das Schielen schon mehrere Jahre bestanden hat, anzugeben, wieviel von der Amblyopie auf Nichtgebrauch des Schielauges zurückzuführen ist, wieviel eventuell kongenital ist, dies ist unmöglich. Die Statistik jedoch ermöglicht es, einen ziemlich genauen allgemeinen Schluss zu ziehen.

Tabellen, die die Sehschärfe des Schielauges in 787 Fällen von konstantem Strab. conv. monoc. zeigen, finden sich umseitig.

44 Kapitel IV. Kongenitale und erworbene Amblyopie.

Tabelle III.
Fälle, die mir zum erstenmal zur Beobachtung kamen, nachdem der Patient den 8. Teil seines Lebens geschielt hatte.

Sehschärfe des Schielauges	Zeitlicher Beginn des Schielens			Summe
	Vor 1 J.	Zwischen 1 und 3 J.	Nach 3 J.	
$6/6$	23	62	80	165
$6/9$ bezw. $6/12$	2	6	9	17
$6/18$ bezw. $6/24$	1	3	5	9
$6/36$ bezw. $6/60$	0	1	1	2
Unter $6/60$	0	0	0	0
Fixation endgültig verloren	0	0	0	0

Tabelle IV.
Fälle, die mir zum erstenmal zur Beobachtung kamen, nachdem der Patient mehr als den 8. Teil und weniger als die Hälfte seines Lebens geschielt hatte.

Sehschärfe des Schielauges	Zeitlicher Beginn des Schielens			Summe
	Vor 1 J.	Zwischen 1 und 2 J.	Nach 3 J.	
$6/6$	5	17	51	73
$6/9$ bezw. $6/12$	3	26	32	61
$6/18$ bezw. $6/24$	0	14	14	28
$6/36$ bezw. $6/60$	0	5	9	14
Unter $6/60$	0	1	4	5
Fixation endgültig verloren	0	2	5	7

Tabelle V.
Fälle, die mir zum erstenmal zur Beobachtung kamen, nachdem der Patient mehr als die Hälfte seines Lebens geschielt hatte.

Sehschärfe des Schielauges	Zeitlicher Beginn des Schielens			Summe
	Vor 1 J.	Zwischen 1 und 2 J.	Nach 3 J.	
$6/6$	0	3	11	14
$6/9$ bezw. $6/12$	2	7	19	28
$6/18$ bezw. $6/24$	4	32	54	90
$6/36$ bezw. $6/60$	8	53	41	102
Unter $6/60$	55	103	21	179
Fixation endgültig verloren	56	110	25	191

Kapitel IV. Kongenitale und erworbene Amblyopie.

Die vorangegangenen Tabellen geben die Sehschärfe des Schielauges beim Strab. conv. monoc. an. Ich verwendete die Snellenschen Proben oder die Prüfung mit den Elfenbeinkugeln beim ersten Besuch, wenn möglich, und auch bei späterer Gelegenheit. Fast alle diese Kinder sind inzwischen alt genug geworden, um die Ergebnisse der Kugelprobe an den Snellenschen Sehproben zu bestätigen. Die in den Tabellen aufgeführte Sehschärfe ist das Schlussergebnis nach optischer Korrektion und nachdem alle Mittel angewandt wurden, um jedwede erworbene Amblyopie zu beseitigen.

In die Tabellen[1]) aufgenommen habe ich nur solche Fälle, bei denen ich bezüglich der Angabe des zeitlichen Beginns einigermassen sicher gehen konnte und bei denen meine Vorschriften späterhin zu meiner Zufriedenheit eingehalten wurden. Die Fälle hatten, ehe ich sie zu sehen bekam, entweder keine Behandlung genossen oder die Patienten hatten lediglich Gläser erhalten; einige waren bereits operiert.

Jeden Ausfall an Sehschärfe bei den Fällen der Tabelle III kann man als kongenital ansehen; jede Amblyopie, die hätte erworben werden können, wäre bei diesen frischen Fällen sicherlich durch die nachfolgende Behandlung beseitigt worden.

Tabelle IV gibt die Sehschärfe des Schielauges an, nachdem alle zu Gebot stehenden Mittel zur Beseitigung eines etwa vorhandenen Defektes angewandt worden waren. Die Sehschärfe war zu Beginn vielfach um ein Bedeutendes geringer als die hier angegebene.

Bei den Fällen der Tabelle V hatte das Schielen meistenteils schon so lange bestanden, dass eine Verbesserung der Sehschärfe unmöglich war.

Ein Vergleich der Tabellen III und V beweist, dass kongenitale Amblyopie nur in einer sehr geringen Anzahl von Fällen vorkommt

---

[1]) So oft ein Schielfall mich konsultierte, habe ich die Eltern des Patienten eindringlich ermahnt, falls bei einem der jüngeren Geschwister sich Schielen einstellen sollte, ohne Verzug dafür zu sorgen, dass etwas dafür geschähe. Daher bin ich in der glücklichen Lage gewesen, einen ungewöhnlich grossen Prozentsatz meiner Fälle bald nach dem ersten Auftreten der Ablenkung zu sehen.

Es ist auffallend, dass in der Tabelle IV nur acht Fälle aufgeführt sind, die vor dem 1. Jahr zu schielen begannen. Dies rührt offenbar davon her, dass Eltern, die gewarnt worden und solche, die für das Wohlergehen ihrer Kinder besonders ängstlich sind, umgehend den Arzt aufsuchen. Diese Fälle finden sich in der Tabelle III. Die anderen Säuglinge bleiben mehrere Monate hindurch ohne Behandlung, so dass sie in der Tabelle V erscheinen.

und dass sie niemals für die hochgradige Sehschwäche verantwortlich zu machen ist, die man so oft bei vernachlässigten Fällen von Strab. monoc. findet.

Kapitel V.
Gang der Untersuchung in einem Fall von Strabismus.

Jeder Schielfall erfordert eine methodische Untersuchung, denn nur auf Grund eines genauen Befundes lässt sich eine rationelle Art der Behandlung aufstellen. Der Gang der Untersuchung, den ich stets einhalte, ist folgender:

    I. Entstehungsgeschichte.
    II. Art des Schielens.
    III. Fixationsvermögen des Schielauges.
    IV. Motilität des einzelnen Auges. Dynamische Konvergenz.
    V. Sehprüfung.
    VI. Beschaffenheit des Fusionsvermögens.
    VII. Schielwinkel.
    VIII. Refraktionsprüfung (nach 3—8 tägiger Atropineinträufelung).

Das Schema mag auf den ersten Blick hin etwas abschreckend aussehen, doch bringt es die Übung mit sich, dass sich die verschiedenen Proben äusserst rasch und genau ausführen lassen. Ausserdem wird gewiss niemand an Zeit sparen wollen, wenn er bedenkt, dass in frühzeitig zur Beobachtung gelangenden Fällen die ganze, zukünftige Laufbahn des Patienten von der Sorgfalt und Geschicklichkeit des Arztes abhängen kann, der die erstmalige Untersuchung vorgenommen hat.

I. Entstehungsgeschichte. In dieser Rubrik ist festzustellen: 1. Zeitlicher Beginn, wenn möglich. Der genaue Zeitpunkt lässt sich oft durch Hinweise auf irgend ein wichtiges Ereignis in der Familie, z. B. die Geburt des folgenden Kindes, bestimmt abgrenzen. 2. Art der Entstehung, ob das Schielen gelegentlich auftrat oder von Anfang an konstant war. 3. Krankheiten oder Verletzungen als unmittelbare Vorläufer der Abweichung, z. B. Keuchhusten, Masern, Kopfverletzung, „Krämpfe", heftiger Schreck usw. 4. Zeichen von Heredität, ob Geschwister oder Eltern schielen.

Kapitel V. Gang der Untersuchung in einem Fall von Strabismus. 47

II. Art des Schielens. Durch einfache Inspektion lässt sich häufig schon das Vorhandensein und die Art des Schielens, ob konvergierend oder divergierend, monokular oder alternierend, entscheiden. Doch trügt oft der Schein, z. B. der grosse bei Hypermetropen häufig vorgefundene Winkel α kann leicht einen Strabismus divergens vortäuschen oder einen geringfügigen Strabismus convergens verdecken, während der geringe, selbst negative Winkel γ, der sich gewöhnlich bei Myopen findet, leicht den Eindruck einer abnormen Konvergenz hervorrufen bezw. eine geringe Divergenz verbergen kann.

Die „Deckprobe" ist bestenfalls nur eine grobe Prüfung, die viele Fehlerquellen in sich schliesst; überdies lässt sie sich bei Kindern nicht durchführen. Da diese Methode jedoch ziemlich allgemein gebräuchlich ist, dürfte es nicht unangezeigt sein, die sachgemässe Art der Ausführung und die Trugschlüsse zu schildern, vor denen man sich zu hüten hat.

Der Patient wird aufgefordert, ruhig nach irgend einem entfernten Gegenstand zu blicken. Man nehme eine schmale Karte oder ein Stück gefaltetes Papier zur Hand und verdecke mit einer raschen, seitlichen Bewegung z. B. das linke Auge des Patienten, wobei man sich davor hüten soll, das Gesicht zu streifen. Macht hierbei das andere (rechte) Auge keine Einstellungsbewegung, dann ist anzunehmen[1]), dass es nicht schiele. Nun lasse man das linke Auge wieder frei und achte darauf, dass der Patient den entfernten Gegenstand scharf fixiert; hierauf verdecke man in derselben Weise das rechte Auge des Patienten. Macht das linke Auge keine Einstellungsbewegung, dann hat es wahrscheinlich[1]) ebenfalls nicht geschielt. Sollte jedoch beim Verdecken des einen Auges das andere eine Bewegung nach aussen ausführen müssen, um den Gegenstand seinerseits zu fixieren, dann hatte es zuvor nach innen geschielt; dreht es sich nach innen, dann hatte es nach aussen geschielt.

Wenn der Patient nachweislich schielt, jedoch mit jedem Auge nach Belieben ohne Verschluss des anderen fixieren und diese Fixation nach einem kurzen Lidschluss beibehalten kann, dann handelt es sich um einen Fall von Strabismus alternans.

---

[1]) Hat das Auge die Fähigkeit, zentral zu fixieren, eingebüsst, dann wird es möglicherweise keine Bewegung machen oder sich nach einer Richtung hin bewegen, die einen nicht aufmerksamen Beobachter leicht irreführen könnte.

48 Kapitel V. Gang der Untersuchung in einem Fall von Strabismus.

Während in manchen Fällen von periodischem Schielen und Heterophorie beide Augen, solange man sie nicht verdeckt, richtig fixieren, so gerät das jeweils verdeckte in Schielstellung, um sich jedoch sofort wieder einzustellen, wenn es frei gelassen wird.

Spiegelprobe. — Diese durchaus zufriedenstellende Methode lässt sich selbst bei dem jüngsten Säugling anwenden. Der Patient hat in der Dunkelkammer zu sitzen, die Lampe befindet sich hinter ihm. Auf eine Entfernung von ca. 60 cm wird nun das Licht mittelst des Spiegels eines Ophthalmoskops in die Augen des Patienten reflektiert. Ein Kind wird sofort in den Spiegel hineinblicken; ältere Personen fordert man dazu auf. Auf der Hornhaut des Patienten bildet sich dann ein winziges Bild des Spiegels ab, welches, dank dem Winkel γ, gewöhnlich etwas nach innen von der Mitte der Pupille zu liegen kommt. Indem man das Licht rasch von einem Auge zum anderen hinüberspielt, lässt sich sofort jeder Mangel an Symmetrie bezüglich der Lage der beiden Bilder entdecken. Mit Leichtigkeit kann man ebenfalls erkennen, welches Auge das schielende ist und der Geübte vermag ziemlich genau die Grösse der Abweichung zu schätzen [1]).

Die Pupille des Schielauges pflegt eher etwas grösser zu sein, der rote Fundusreflex heller gefärbt.

Schielen oder Lähmung? — Bei einem Patienten, der alt genug ist, um Auskunft zu geben, würde die beharrliche Diplopie daran hindern, eine Lähmung des einen oder mehrerer äusserer Augenmuskeln mit einem Fall von Strabismus concomitans zu verwechseln.

Handelt es sich jedoch um ein erst vor kurzem diphtheriekrankes Kind, dann wird eine objektive Prüfung notwendig sein: Das Kind sitzt in der Dunkelkammer auf dem Knie der Wärterin, die seinen Kopf unbeweglich festhält, das Licht steht hinter ihm; von einer etwas seitlichen Stellung aus projiziert man das Licht mittelst des Augenspiegels in seine Augen und merkt sich, sobald es den Spiegel fixiert, den ungefähren Grad der Abweichung. Hierauf wird das Licht von der anderen Seite her projiziert; fällt nun bei der abermaligen Fixation der Schielwinkel grösser oder kleiner aus,

---

[1]) Befindet sich das Spiegelbild am Hornhautrand des Schielauges, dann beträgt der Schielwinkel nach Hirschberg ca. 45°; befindet es sich am Rand einer Pupille von Durchschnittsgrösse, dann beträgt der Winkel ca. 15°. Die angenommene Grösse des Winkels γ ist mit zu berücksichtigen.

Kapitel V. Gang der Untersuchung in einem Fall von Strabismus. 49

dann haben wir es mit einer Paralyse oder Parese zu tun und nicht mit einem Strabismus concomitans.

Bei der Ausführung dieser Prüfung kommt es wesentlich darauf an, dass das Licht beidemal von annähernd derselben Höhe aus in die Augen projiziert wird, da in vielen Fällen echten Schielens die Augen beim Blick nach unten mehr konvergieren und beim Blick nach oben mehr divergieren.

III. Fähigkeit, zentral zu fixieren. Bei der Behandlung und Prognose eines Falles von Strabismus monocularis bildet das Vorhandensein bezw. das Nichtvorhandensein des zentralen Fixationsvermögens im Schielauge einen ausserordentlich wichtigen Gesichtspunkt.

Der Patient sitzt in der Dunkelkammer, das Licht hinter sich; man projiziere mit dem Augenspiegel das Licht zuerst in sein gutes Auge, während er in den Spiegel hineinblickt, und merke sich die Lage des Spiegelbildes auf der Hornhaut dieses Auges. Sodann bedecke man das gute Auge und achte darauf, ob das zuvor schielende Auge nun den Spiegel fixieren kann, so dass dessen Hornhautbild entsprechend gelegen ist; vermag es dies, dann besteht zentrale Fixation.

Ist keine Fixation vorhanden, dann sucht das Auge umher; es kann auch eine falsche Fixation bestehen, in dem Fall wird ein exzentrischer Teil der Netzhaut zu diesem Zwecke verwendet. Manchmal gelingt es dennoch, ein Auge, das auf den ersten Blick die Fixation verloren zu haben scheint, mit etwas Geduld zum richtigen Fixieren zu bewegen.

In den Kliniken sieht man häufig ungefähr ein Verfahren, wie es im folgenden geschildert werden soll: Der Arzt bedeckt das gute Auge des Patienten und fordert ihn auf, mit dem Schielauge den Bewegungen seines Fingers zu folgen; kann er dies, dann wird angenommen, dass das Auge zentrale Fixation besitzt. Eine solche Schlussfolgerung ist aber gänzlich unzulässig. Denn verfügt das Schielauge auch nur über eine geringe Sehschärfe, so ist es imstande, den Bewegungen eines grösseren Gegenstandes zu folgen. Hat das Schielauge eine falsche Fixation in einer nur leicht konvergenten Stellung, dann wird selbst die ausgedehnteste, in dieser Weise ausgeführte Untersuchung sicherlich zu Irrtümern führen.

IV. Bewegungen des einzelnen Auges. Die Augenbewegungen sollten in der Weise geprüft werden, dass bei Verschluss des einen Auges der Patient aufgefordert wird, mit dem unbedeckten Auge von Seite zu Seite und auf- und abwärts zu blicken; die Probe wird sodann mit dem anderen Auge wiederholt. Dieses Verfahren lässt sich in der Regel selbst bei kleinen Kindern anwenden, wenn man ihnen Dinge zeigt, für die sie sich interessieren dürften. Lässt sich jedes Auge einzeln abduzieren, bis der Hornhautrand die äussere Kommissur berührt, dann kann die Abduktion als normal angesehen werden. Die Adduktionsfähigkeit schwankt beträchtlich innerhalb der Norm; die meisten Leute können jedes Auge einzeln adduzieren, bis der Hornhautrand weniger als 2,5 mm von der Karunkel entfernt bleibt.

Dynamische Konvergenz. Zwischen der statischen und der dynamischen Konvergenz sollte sorgfältig unterschieden werden, genau so wie statische und dynamische Refraktion voneinander unterschieden werden (vergl. S. 31).

Betrachtet jemand einen entfernten Gegenstand, dann ist die statische Konvergenz der Augen, falls er nicht schielt, gleich Null. Hat er einen Strabismus convergens, so besteht eine statische Konvergenz, die dem Schielwinkel entspricht; hat er einen Strabismus divergens, so ist die statische Konvergenz eine negative Grösse.

Fixiert der Patient nun einen nahen Gegenstand, dann wird der statischen eine dynamische Konvergenz hinzugefügt.

Wenn jemand beim Fernsehen nicht schielt, wird er in der Regel für die Nähe gerade genügend dynamische Konvergenz (in Verbindung mit dynamischer Refraktion, d. h. Akkommodation) aufwenden, um eine richtige Fixation mit beiden Augen zu ermöglichen. Ist jedoch seine dynamische Konvergenz eine übermässige, dann werden die Augen die Neigung verraten, beim Nahesehen nach innen zu schielen, eine Neigung, die ein normales Fusionsvermögen im Zaume halten wird, während ein mangelhaftes Fusionsvermögen das Eintreten einer Schielstellung beim Nahesehen nicht verhindern wird. Akkommodiert in einem Fall von Strabismus divergens das fixierende Auge auf einen nahen Gegenstand, so wird das schielende Auge bis zu einem gewissen Grade seine fehlerhafte Stellung aufgeben, während beim konvergierenden Schielen sich das schielende Auge beim Nahesehen noch mehr der Nase zuwendet. Wie wir später sehen werden, ist die Beurteilung der dynamischen Konvergenz von der grössten Wichtigkeit bei der Frage nach dem operativen Verfahren.

Verfahren, um die dynamische Konvergenz in einem Schielfall zu beurteilen. Man stelle sich um Armeslänge vom Patienten entfernt, schliesse ein Auge und halte die Fingerspitze oder vielleicht einen anderen, reizvolleren Gegenstand in einer Linie mit seinem geöffneten Auge und dem fixierenden Auge des Patienten. Der Patient wird aufgefordert, den sich allmählich dem

Kapitel V. Gang der Untersuchung in einem Fall von Strabismus. 51

fixierenden Auge nähernden Gegenstand zu betrachten. Hierbei wird dieses Auge in unbeweglichem Zustand verharren, das Schielauge wird die Konvergenz beider Augen zeigen. Auf diese Weise lässt sich die leiseste Konvergenzbewegung des Schielauges sofort erkennen und der Punkt, bei dem das Schielauge wieder zu divergieren beginnt, kann genau beobachtet werden. Diese einfache Untersuchung sollte nie unterlassen werden.

V. Sehprüfung. 1. Die Sehschärfe solcher Patienten, die genügend alt sind, um Buchstaben zu lesen, ist mit den Snellenschen Proben für die Ferne festzustellen.

Eine einfache Sache, sollte man meinen, doch es ist erstaunlich, wie oft man in den Kliniken die Sehschärfe des besseren Auges als die Sehschärfe eines jeden Auges vermerkt findet, selbst von geübten Assistenten. Das Verlangen, das gewohnte Auge zu benutzen, ist bei den Patienten so stark, dass sie unwillkürlich beim Verdecken desselben den Kopf drehen, um so neben der Klappe vorbei zu schauen.

2. Elfenbeinkugelprobe für kleine Kinder. Abgesehen von dem wissenschaftlichen Interesse ist es oft von der grössten praktischen Wichtigkeit, annäherungsweise die Sehschärfe eines kleinen Kindes angeben zu können. Zu diesem Zwecke verwende ich fünf kleine Elfenbeinkugeln, die zwischen 1,5 cm und ca. 4 cm Durchmesser messen. Das Kind darf zuerst die Kugeln mit geöffneten Augen in die Hand nehmen, dann wird ein Auge mit einer Klappe oder, falls es eine Brille trägt, mit einem hinter das Glas gesteckten Wattebausch bedeckt. Hiernach wird das Kind aufgefordert, die Kugeln zu sammeln; diese werden nacheinander, die grösste zuerst, 6 bis 7 m weit weg auf den Boden geworfen. Dadurch dass man die einzelne Kugel im Moment des Loslassens in den Fingern dreht (Effet gibt), gelingt es, ihnen beim Auffallen eine anderweitige Richtung zu erteilen, so dass sie nicht ganz dahin kommen, wohin sie anscheinend geworfen wurden. Es ist leicht, aus der Art und Weise, wie das Kind nach der Kugel läuft, zu erkennen, ob es dieselbe von seinem Standort sieht oder ob es nur vorhat, sie zu suchen. Ich beginne die Prüfung mit dem vermutlich besseren Auge, damit das andere aus der Erfahrung Nutzen ziehen kann.

Kinder sind immer bereit, dieses Kugelspiel mitzuspielen. Diese Art der Sehprüfung nimmt nur einige Minuten in Anspruch und gelingt bei den meisten Kindern, die alt genug sind, um zu gehen. Seit 1896 verwende ich sie; in Fällen, deren Sehschärfe ich in der Folge mit den Snellenschen

4*

Buchstaben prüfen konnte, habe ich die Ergebnisse meiner Probe bestätigt gefunden.

VI. Beschaffenheit des Fusionsvermögens. Dieses lässt sich aus Bequemlichkeitsgründen im Anschluss daran prüfen, aber besser ist es in der Regel, diese Untersuchung solange zu verschieben, bis der Refraktionszustand ermittelt worden und die Wirkung des Mydriaticums vorüber ist.

Die Prüfung mittelst des Amblyoskops ist nach meinen Erfahrungen bei weitem die rascheste, genaueste und zuverlässigste Methode zur Ermittelung des Fusionsvermögens. In den letzten Jahren habe ich sie mit Ausschluss aller anderen Methoden verwendet. Im Kapitel VII, S. 79, soll sie ausführlich beschrieben werden.

Ich möchte nochmals auf die Unterscheidung zwischen dem Besitz eines Fusionsvermögens und dem Vorhandensein binokularen Sehens hinweisen. Es kann ein Patient einen hochgradigen Strabismus convergens mit Exklusion des Bildes des Schielauges haben, und doch kann das Üben mit dem Amblyoskop sein Fusionsvermögen vollkommen entwickelt haben. Blickt der Patient in diesem Fall durch das Amblyoskop, während der Apparat seinem Schielwinkel angepasst ist, dann verschmilzt er die Bilder — sein Fusionsvermögen drückt sich im binokularen Sehen aus. Das gleiche geschieht dann, wenn seine Augen operativ oder durch andere Mittel annähernd gerade gerichtet werden.

Javal, Maddox und andere schätzen die „Tiefe der Exklusion" nach der Leichtigkeit bezw. Schwierigkeit, mit der sich Doppelsehen künstlich hervorrufen lässt. Diplopie kann man manchmal erzeugen, wenn dem besseren Auge ein rotes Glas vorgelegt und dieses Auge abwechselnd bedeckt und frei gelassen wird, während der Patient ein Kerzenlicht betrachtet. Hierbei muss man sich vor einem Trugschluss hüten — der Patient wird der Tatsache inne, dass er ein rotes Licht mit dem „guten" Auge erkennt, und dass er ein weisses Licht sieht, wenn dieses Auge bedeckt wird. Daher erklärt er häufig, er sähe zwei Lichter, ein rotes und ein weisses, trotzdem er beide doch nicht gleichzeitig sieht. Misslingt es, mit dem roten Glas Doppelbilder zu erzeugen, dann erzielt man oft einen Erfolg, wenn dem Schielauge ein horizontales Prisma vorgelegt wird, um so das Bild des Lichts auf einer der Macula nähere Netzhautstelle abzubilden.

Manche Autoren haben als Prüfung die Methode empfohlen, dass dem einen Auge ein vertikales Prisma vorgestellt wird, um so das Scheinbild von dem „Zwang der Exklusion", wie sie sich ausdrücken, zu befreien. Doppelsehen lässt sich auf diese Weise fast immer hervorrufen, selbst in Fällen, wo das Fusionsvermögen gänzlich fehlt. Die Erklärung hierfür ist naheliegend. Da die Assoziation der beiden Augen für horizontale Be-

Kapitel V. Gang der Untersuchung in einem Fall von Strabismus.

wegungen dem binokularen Sehakt dienen, wurde sie vermutlich in keinem besonders frühen Zeitpunkt der Entwickelung der menschlichen Rasse erworben, während wir andererseits die Assoziation der Augen für vertikale Bewegungen grossenteils mit den meisten Säugetieren teilen. Daher kann es nicht überraschen, wenn eine Störung dieser sehr alten Funktion durch die vertikale Verschiebung des einen Bildes Doppelsehen hervorruft.

Aber an sich geben die Prüfungen auf Diplopie sehr wenig Auskunft bezüglich der Beschaffenheit des Fusionsvermögens. In manchen Fällen, bei denen Doppelsehen nur mühsam durch diese Methoden hervorgerufen wird, ist mit Leichtigkeit der höchste Grad des binokularen Sehens nach Fusionsübungen mit dem Amblyoskop zu erzielen, während wiederum andere Patienten, die leicht doppelt sehen, möglicherweise nicht imstande sind, mehr als den 1. Grad binokularen Sehens zu erreichen.

VII. Die Messung des Schielwinkels. Beim ersten Besuch sowohl wie bei jedem folgenden wird der Schielwinkel genau gemessen; sind dem Kinde Gläser verschrieben worden, dann nimmt man die Messung stets vor, solange es sie trägt. Auf diese Weise erkennt man aus der Krankengeschichte mit einem Blick den fortschreitenden Erfolg der Behandlung auf das Schielen, so dass es leichter wird, ein Urteil zu fällen, ob eine operative Nachhilfe dieser Behandlung ratsam ist.

Vier Methoden zur Messung des Schielwinkels sollen hier beschrieben werden.

1. Das Deviometer[1]). — Dieser Apparat (Fig. 4) lässt sich schnellstens handhaben, da eine besondere Anpassung nicht notwendig ist. Die erhaltenen Messungen sind sehr genau. Auch lässt er sich ausserordentlich leicht selbst bei den kleinsten Kindern verwenden.

An einem hölzernen, ca. 25 cm hohen Gestell ist ein horizontaler, hölzerner Arm von 5 cm Breite, 6 mm Dicke und ca. 60 cm Länge angebracht, der sich in einem Gelenk so bewegt, dass er nach Bedarf nach rechts oder links umgelegt werden kann; derselbe ist vorn schwarz gestrichen. Auf seiner Rückseite befindet sich eine Tangentenskala mit Gradeinteilung für einen Abstand von 60 cm. Ein flaches, hakenförmig umgebogenes Stück Messing mit einem weissen Fleck lässt sich am Arm entlang verschieben. Vor dem Gestell, unterhalb des Nullpunktes der

---

[1]) Es liegt mir fern, auf die ursprüngliche Idee dieses Apparates Anspruch zu erheben. Das Prinzip ist das der Skala von Maddox und des Bandes von Priestley Smith; erstere habe ich jahrelang benutzt, ehe ich das Deviometer konstruierte.

54 Kapitel V. Gang der Untersuchung in einem Fall von Strabismus.

Skala, steht eine besonders angefertigte elektrische Glühbirne[1]), die $12^1/_2$ cm lang ist; biegsame Drähte verbinden sie mit dem Wandkontakt. Anstatt eines Schalthebels wird ein Knopf verwendet, damit das Licht rasch ein- und ausgeschaltet werden kann. Eine 60 cm lange Schnur, an deren Ende ein Ring sich befindet, ist am senkrechten Teil des Gestelles befestigt.

Weitere Masse und Einzelheiten der Konstruktion des Deviometers finden sich im Anhang, Seite 130.

Der Apparat wird auf einen Tisch gestellt, an dem die Wärterin mit dem Kind auf dem Schoss Platz nimmt; den Ring legt sie um

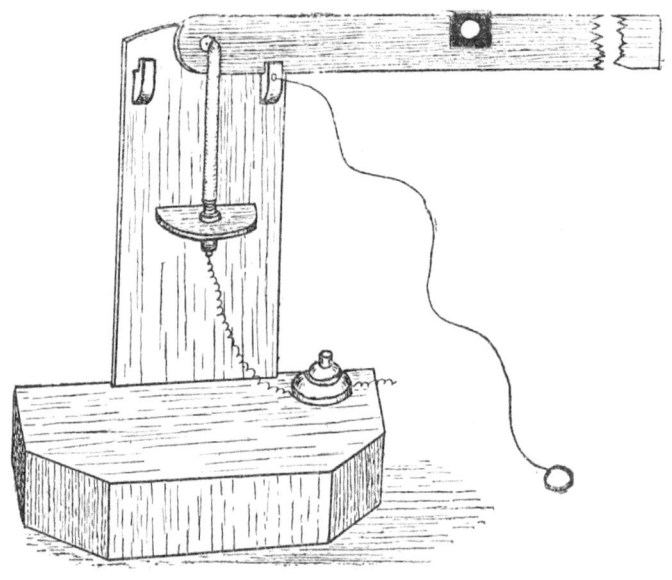

Fig. 4.

den Finger und hält mit ihren Händen den Kopf des Kindes fest, die Schnur dabei fest anspannend. Der Arzt nimmt durch einen Einschnitt am oberen Teil des Gestells die Augen des Kindes „aufs Korn" und drückt auf den Knopf. Sofort blickt das Kind mit dem fixierenden Auge nach dem Licht, so dass dessen Spiegelbild als vertikale Linie auf der Hornhaut dieses Auges erscheint, ein Zeichen der richtigen Fixationsstellung, während aus der Lage des Licht- streifens auf der Hornhaut des schielenden Auges sich ziemlich ge-

---

[1]) In Deutschland als „röhrenförmige" Birne überall vorrätig.

Kapitel V. Gang der Untersuchung in einem Fall von Strabismus. 55

nau der Schielwinkel abschätzen lässt. Das Licht schaltet man aus. Hierauf wird der Messingschieber mit der weissen Scheibe am Querbalken entlang bis zu jenem Punkt geschoben, der der Schätzung entspricht. Klopft man nun auf den Messingschieber, so lenkt der Metallklang den Blick des Kindes auf ihn; wo nicht, dann wird ein angezündetes, dem Schieber vorgehaltenes Streichholz stets die Aufmerksamkeit des Kindes auf sich ziehen. Sofort drückt man auf den Knopf, so dass das Licht einen Augenblick aufblitzt. Befindet sich nun der Lichtstreifen auf der Hornhaut des Schielauges in einer Lage, die der früheren, beim fixierenden Auge vorhandenen Stellung entspricht, dann kann man den Schielwinkel an der hinten am Arm befindlichen Skala ablesen; andernfalls wird der Schieber etwas bewegt, und sowie das Kind ihn betrachtet, das Licht wieder eingeschaltet und so weiter, bis die richtige Lage ermittelt wurde.

Ältere Patienten sitzen am Tisch, halten sich selbst die Schnur und blicken nach dem Nullpunkt oder nach der weissen Scheibe des Schiebers je nach der Aufforderung.

2. **Die Tangentenskala von Maddox** (Fig. 15, S. 100) ist eine ausgezeichnete Vorrichtung zur Messung des Schielwinkels. Die Methode gibt sehr rasche und genaue Resultate, doch ist sie bei kleinen Kindern schwer anzuwenden.

Ich verwende sie stets in der Klinik zu Moorfields, weil der Apparat in der Mauer gesichert angebracht ist und nichts an ihm in Unordnung kommen kann, wenn auch noch so wenig sorgfältig damit umgegangen würde.

Die grossen Zahlen dienen zur Messung von Heterophorie mittelst des Stäbchens von Maddox. Dieser Gegenstand beschäftigt uns hier nicht. Die kleinen Zahlen der horizontalen Skala stellen Tangentenstrecken für Grade auf einen Abstand von 1 m dar. Dieselben sind auf einen Papierstreifen gedruckt, der einem etwas über 2 m langen Brett aufgeklebt ist. In der Mitte dieser Skala befindet sich ein Kerzenlicht; unterhalb der Kerze ist ein leichtes Bambusrohr von 1 m Länge befestigt.

Der Patient lehnt die Wange an das Ende des Meterrohrs an, während der Kopf des Arztes sich unter dem Rohr befindet, so dass sein Auge senkrecht unterhalb der von der Kerze zum Gesicht des Patienten gelangenden Lichtstrahlen liegt. Der Patient wird zuerst aufgefordert, nach dem Licht zu blicken; man merkt sich nun die Stellung des Kerzenlichtbildes auf der Hornhaut des fixierenden Auges und schätzt dann den ungefähren Schielwinkel. Darauf wird

56 Kapitel V. Gang der Untersuchung in einem Fall von Strabismus.

der Patient aufgefordert, nach der Zahl zu blicken, die der Schätzung entspricht. War diese zu gross oder zu klein, dann werden andere Zahlen genannt, bis das Spiegelbild des Kerzenlichts auf der Hornhaut des Schielauges eine ähnliche Lage erhält, wie es zuvor auf dem fixierenden Auge inne hatte.

3. Bandmethode von Priestley Smith. — Die Vorteile dieser Methode sind die, dass sie wenig Zeit erfordert und dass der benötigte Apparat einfach ist. Sie gibt einigermassen genaue Resultate, ist jedoch bei Kindern nicht leicht durchzuführen.

Eine 1 m lange Schnur endigt in einem Ring, an dem ein Messband hängt; am anderen Ende ist das Messband mit einem Gewicht beschwert. Während der Patient das freie Ende der Schnur gegen die Schläfe hält, streift der Arzt den Ring über einen Finger der Hand, in welcher er den Augenspiegel hält. Das Band selbst gleitet zwischen den Fingern der anderen Hand, durch das Gewicht straff angespannt. Der Patient wird zuerst aufgefordert, den Augenspiegel zu fixieren, während das Lampenlicht in das fixierende Auge projiziert wird; der Arzt merkt sich die Lage des Spiegelbildes auf der Hornhaut des fixierenden Auges. Das Licht des Spiegels wird hierauf auf das Schielauge geworfen und der Patient aufgefordert, nach der das Band haltenden Hand des Arztes zu blicken, wobei das Band horizontal zu verschieben ist, bis die Lage des Spiegelbildes auf der Hornhaut des Schielauges seiner früheren Lage auf der Hornhaut des fixierenden Auges entspricht. Die Entfernung von 1 m zwischen der Hand mit dem Augenspiegel und dem Auge des Patienten wird durch die Schnur gewährleistet, während der Arzt die Hand mit dem Messband so gut wie möglich in gleicher Entfernung vom Auge des Patienten hält. Die graduierte Skala des Bandes zeigt an der Stelle, wo sie durch die Hand gleitet, annähernd den Schielwinkel in Graden an.

Nimmt man statt einer 1 m langen Schnur eine solche von 60 cm, dann lässt sich ein gewöhnliches Zentimeter-Bandmass anstatt des graduierten Bandes benutzen, indem 1 cm annäherungsweise 1° vorstellt.

4. Die Perimeter-Methode schildere ich deswegen, weil ein Perimeter in jeder Augenklinik und in jedem augenärztlichen Sprechzimmer zu haben ist. Der Patient sitzt am Perimeter, das so gerichtet wird, dass das Schielauge genau in der Mitte des Bogens liegt. Am anderen Ende des Zimmers wird in einer Linie mit dem Nullpunkt des Perimeters und dem Schielauge des Patienten eine

Kapitel V. Gang der Untersuchung in einem Fall von Strabismus. 57

Kerze aufgestellt, die man den Patienten mit dem fixierenden Auge ruhig betrachten heisst. Hierauf wird eine zweite Kerze oder ein Wachsstock, oberhalb deren Flamme das Auge des Arztes genau liegt, am Perimeterbogen entlang geführt, bis das Bild der Flamme in die Mitte der Hornhaut des Schielauges zu liegen kommt. Die Lage des Wachsstockes an der Bogeneinteilung des Perimeters gibt den Schielwinkel in Graden an.

Dies ist eine jammervolle Methode. Sie ist ungenau, da der Winkel γ unberücksichtigt bleibt, sie lässt sich bei einem kleinen Schielwinkel nicht anwenden, weil der Kopf des Arztes in diesem Fall das fixierende Auge daran verhindert, nach der Kerze zu blicken; auch lässt sie sich bei kleinen Kindern nicht durchführen. Schliesslich sind die vorbereitenden Massregeln so zeitraubend, dass ein Arzt, der sich auf diese Methode verlässt, leicht auf die Messung des Schielens überhaupt verzichtet.

Der Winkel γ lässt sich für sich messen, wenn das Schielauge nicht die Fähigkeit, zentral zu fixieren, verloren hat. Man bedecke das fixierende Auge und lasse den Patienten mit dem Schielauge den Nullpunkt des Perimeters ruhig fixieren. Nun wird der Wachsstock, während das Auge des Arztes genau über ihm visiert, am Bogen entlang geführt, bis das Bild der Flamme in der Mitte der Hornhaut erscheint; die Lage des Wachsstockes an der Bogeneinteilung gibt dann den Winkel γ an. Dieser Winkel muss dem Perimetermass eines konvergierenden Schielens hinzugefügt und von dem eines divergierenden Schielens abgezogen werden.

VIII. Refraktion. Man bestimmt sie mittelst der Skiaskopie, nachdem Atropin beiderseits dreimal täglich drei bis acht Tage lang eingeträufelt worden ist.

Bei kleinen Kindern ziehe ich 1 % Atropinsalbe vor; Atropintropfen verursachen gelegentlich, wenn sie zu reichlich gegeben werden, peinliche Symptome, während die Salbe fast nie Unannehmlichkeiten zur Folge hat. Der Wärterin oder der Mutter muss man zeigen, wie mit einem Glasstäbchen die Salbe am Unterlid einzustreichen ist.

Kinder im Alter von zwei Jahren oder mehr lassen sich, wenn man diplomatisch vorgeht, in der Regel dazu bringen, dass ihnen eine Probierbrille aufgesetzt und die Untersuchung in der gewöhnlichen Weise vorgenommen wird. Hat man ein ganz kleines Kind zu untersuchen, dann muss anders vorgegangen werden:

Die Wärterin setzt sich in die Dunkelkammer mit dem Kinde auf dem Schoss; das Licht steht über und hinter dem Kopf des Kindes. Projiziert man mit dem Augenspiegel das Licht in das fixierende Auge des Kindes, dann blickt es sofort in den Spiegel hinein. Nun werden die Linsen, eine nach der anderen, der Wärterin gereicht, die sie dem fixierenden Auge vorhält, oder der Arzt hält sie selbst vor. Soweit ergibt sich selten irgend eine Schwierigkeit. Um aber nun das Schielauge zu untersuchen, muss das fixierende Auge verdeckt werden. Das Kind duldet jedoch keinen Schirm in der Nähe des Gesichts. Ich halte daher einen Schirm aus schwarzer Pappe ungefähr halbwegs zwischen dem Gesicht des Kindes und meinem eigenen derart, dass das fixierende Auge des Kindes den Spiegel nicht zu sehen bekommt. Wirft man nun das Licht in das Schielauge, dann betrachtet das Kind sofort den Spiegel mit diesem Auge.

Ist die zentrale Fixation des Schielauges bei einem dieser sehr kleinen Kinder bereits verloren gegangen, so bleibt nur übrig, die Refraktion dieses Auges annähernd abzuschätzen. Man kann dann vorerst ein Glas verschreiben, das gegen eine genauere Korrektion später umzutauschen ist, sowie es gelang, zentrale Fixation wiederherzustellen.

Handelt es sich um einen älteren Patienten, so lässt sich die Refraktion eines Auges, das zentrale Fixation verloren hat, sehr genau ermitteln. Man projiziere das Licht in das fixierende Auge und merke sich die Lage des Spiegelbildes auf der Hornhaut, während der Patient den Spiegel fixiert. Nun lässt man den Patienten nach einer von einem Assistenten in einem Abstand von ca. 1 m gehaltenen Karte blicken, projiziere das Licht auf die Hornhaut des Schielauges und rücke solange mit der Karte hin und her, bis das Spiegelbild auf der Hornhaut in eine der früheren Lage im fixierenden Auge entsprechende Stellung kommt. Dann erst nehme man die Skiaskopie vor.

Kapitel VI.

Behandlung des Strabismus convergens.

Die von mir in Fällen von konstantem monokularem Schielen durchgeführte Behandlung gedenke ich zuerst zu schildern, während die bei periodischen oder alternierenden Schielfällen notwendigen Abänderungen des Verfahrens später berücksichtigt werden sollen.

Die Gesichtspunkte, die man bei der Behandlung des Schielens beständig zu beachten hat, sind folgende: a) Verhütung, dass das Sehvermögen des Schielauges sich verschlimmert, und bestmögliche

Kapitel VI. Behandlung des Strabismus convergens.

Wiederherstellung seiner Sehkraft in solchen Fällen, wo das Auftreten einer Amblyopia ex anopsia bereits erfolgt ist. b) Der Versuch, die grundlegende Ursache des Schielens zu beseitigen, indem das Fusionsvermögen so frühzeitig wie möglich geübt wird. c) Wiederherstellung der normalen Blickrichtungen der Sehachsen zueinander.

Fünf therapeutische Massnahmen stehen uns zur Verfügung, die wir je nachdem einzeln oder in ihrer Gesamtheit in dem Bestreben, obige Gesichtspunkte zu verwirklichen, in Anwendung bringen müssen: 1. Optische Korrektion eines etwa vorhandenen Refraktionsfehlers. 2. Ausschluss des fixierenden Auges. 3. Einträufelung von Atropin ausschliesslich in das fixierende Auge. 4. Einüben des Fusionsvermögens. 5. Operative Massregeln.

1. Optische Korrektion. Wie bereits im Kapitel III auseinandergesetzt wurde, ist ein mangelhaft ausgebildetes Fusionsvermögen der wesentlichste Faktor, der das Zustandekommen einer Abweichung bedingt. Die Augen werden dann, da die Notwendigkeit zu verschmelzen nicht regulierend eingreift, eine Zeitlang von ihren motorischen Koordinationen gerade gehalten; doch befinden sie sich in einem Zustand labilen Gleichgewichts, bereit nach innen oder auch nach aussen auf Einflüsse hin zu schielen, die bei normalem Fusionsvermögen keine Wirkung entfalten könnten. In einem grossen Prozentsatz der Fälle ist es der Refraktionszustand, der in erster Linie bestimmt, ob ein Auge einwärts oder auswärts schielen soll. Auf diese Weise weicht in der grossen Mehrzahl der Fälle das Auge des hypermetropischen Schielenden nach innen ab, des myopischen Schielenden nach aussen. Daher ist es eine rationale Behandlung, zu versuchen, durch eine optische Korrektion eines etwa vorhandenen Refraktionsfehlers der Abweichung Herr zu werden.

In Fällen von einfacher Hypermetropie, hypermetropischem Astigmatismus oder zusammengesetztem, hypermetropischen Astigmatismus pflege ich so zu verfahren, dass ich Gläser verschreibe, die jeden etwa vorhandenen Astigmatismus voll korrigieren und die Hypermetropie bis auf 0,5 D. Die Begründung dieser geringen Unter-Korrektion der Hypermetropie ist folgende: Ist die Wirkung des zur Skiaskopie verwendeten Atropins abgelaufen, dann wird ein Teil der Hypermetropie in jedem Fall latent werden, so dass vollkorrigierende Gläser, die in Mydriasis volle Sehschärfe erzielten, nach erloschener Atropinwirkung alle entfernten Gegenstände in einem Nebel erscheinen

Kapitel VI. Behandlung des Strabismus convergens.

lassen. Die Verschwommenheit entfernter Gegenstände kürzt nicht nur den Umfang des Sehens beim Kinde in einer Zeit, wo die Schärfe der fünf Sinne eine äusserst ausgesprochene Wirkung auf die geistige Entwickelung ausübt, sondern es scheint in der Tat das Bestreben nach deutlichem Sehen den Schielwinkel ungünstig zu beeinflussen [1]).

In einem Fall von gemischtem Astigmatismus sollte der Refraktionsfehler genau auskorrigiert werden.

Ein gewisser Prozentsatz der konvergierenden Schielfälle ist myopisch. Etwaiger myopischer Astigmatismus sollte selbstredend genau auskorrigiert werden; was die einfache Myopie anbelangt, könnte man naturgemäss auf den Gedanken kommen, dass eine beträchtliche Unter-Korrektion die abnorme Konvergenz zu verringern geeignet wäre, dadurch, dass jede Akkommodationsanstrengung selbst beim Nahesehen ausgeschaltet würde. Anfangs handelte ich dieser Annahme gemäss; allmählich zwangen mich jedoch meine Erfahrungen, diesen Weg zu verlassen. Ich finde, dass man die besten Resultate erzielt, wenn man etwa vorhandene Myopie oder myopischen Astigmatismus in jedem Fall genau korrigiert. Myopen, die frühzeitig vollkorrigierende Gläser zu tragen beginnen, verwenden die Gläser ohne jede Beschwerden zu allen Zwecken; ihr Akkommodationsbereich scheint dabei so gross zu sein wie der der Emmetropen.

In einem Fall von Anisometropie sollte der Refraktionsfehler eines jeden Auges nach den vorangegangenen Regeln korrigiert werden, eine Vorschrift, die selbst für Fälle gilt, bei denen das eine Auge hypermetropisch, das andere myopisch ist.

Werden Gläser verschrieben, dann empfiehlt es sich, namentlich bei kleinen Kindern, mit dem zur Skiaskopie verwendeten Atropin fortzufahren, bis der Optiker die Brille geliefert hat, und dann erst mit den Einträufelungen aufzuhören. Selbst ein Säugling macht bald die Entdeckung, dass er besser mit den Gläsern sieht als ohne sie, so dass, bis die Atropinwirkung vorbei ist, das Gläsertragen ebenso zur Gewohnheit geworden ist wie das Tragen der Kleider.

---

[1]) Eine ziemlich grosse Anzahl von klinischen Schielfällen habe ich übernommen, die bisher einem Kollegen unterstanden, der die Hypermetropie gewohnheitsmässig bis zu 1 D. zu überkorrigieren pflegte. In der Mehrzahl dieser Fälle wurde die Abweichung innerhalb einiger weniger Wochen geringer, nachdem Gläser verordnet wurden, mit denen die Patienten deutlich sehen konnten.

Kapitel VI. Behandlung des Strabismus convergens.

Die Brille soll beständig getragen werden, ausser wenn das Kind nachts zu Bette liegt, und zu keiner Zeit als zum Zweck des Waschens abgenommen werden.

Sind Kinder alt genug, um die Schule zu besuchen, dann verordnen manche Ärzte eine Fernbrille und eine schärfere Lesebrille, ein Verfahren, das ich versucht, aber höchst unbefriedigend befunden habe. Beim Wechseln der Brillen entsteht oft eine beträchtliche Zwischenpause, in der überhaupt keine Gläser getragen werden. Ausserdem stellt die Ausübung einer normalen Akkommodation in Verbindung mit dynamischer Konvergenz eine physiologische Tätigkeit dar, deren Unterlassung, wie mir scheint, den Schielwinkel nicht dauernd verringert.

Die Qualität und ein guter Sitz der Brillenfassungen ist sehr wichtig[1]). Das beste Material ist der Stahl; Stahlfassungen von guter Qualität bleiben lange Zeit rostfrei, wenn das Kind einigermassen reinlich gehalten wird. Später werden grössere Fassungen infolge des Wachstums des kindlichen Gesichtes notwendig werden. Bei Säuglingen und kleinen Kindern sollten die Gläser eine runde[2]) oder senkrechtovale Form haben, damit das Kind nicht der Versuchung ausgesetzt ist, über das Glas hinwegzublicken; sie sollen möglichst gross und für die Ferne zentriert sein, dabei möglichst nahe an den Augen liegen, ohne aber von den Cilien gestreift zu werden.

Der dem Nasenrücken anliegende Teil des Stegs soll aus gehärtetem Stahl bestehen; er hat breit, flach und kräftig und genauestens angepasst zu sein. Eine breite, dünne Schildpattschale, die sorgfältig unter der Auflegefläche des Stegs angepasst wird, erhöht die Annehmlichkeit, indem sie den Druck über eine grössere Fläche verteilt. Brillen für Kinder von drei Jahren an sollten mit biegsamen Reitfedern, die das Ohr umfassen, versehen sein.

Säuglinge und ganz kleine Kinder sollten ihre Brillen angebunden tragen. Die mit einem Schlitz zu versehenden, sehr kurzen Damenfedern solcher Brillen (Fig. 5) dürfen nur bis an das Ohr heranreichen und ca. 1 cm von dem Schlitz entfernt mit Wolle um-

---

[1]) Vergl. auch „Theorie und Praxis der Augengläser" von Dr. E. H. Oppenheimer, Berlin 1904 (Verl. A. Hirschwald), S. 108 und anderwärts.

[2]) Runde Gläser haben jedoch den Nachteil, dass sie sich, falls die Brille nicht sorgfältig angefertigt wurde, leicht in der Fassung verdrehen, so dass die Zylinderachsen verschoben werden. Dies lässt sich dadurch verhindern, dass in die Nute des Augenrandes etwas Kanadabalsam gebracht wird. Sollte es einmal nötig werden, ein zersprungenes Glas zu ersetzen, dann lässt sich der Balsam durch mässige Hitze wegschmelzen.

Kapitel VI. Behandlung des Strabismus convergens.

wickelt werden. Die Brille wird mittelst Bändchen, die an den Schlitzenden befestigt sind, hinter dem Kopf festgebunden. Solche Fassungen sind sehr bequem. Besässen die Federn die gewöhnliche Länge, dann würden die Bändchen an einem langen Hebelarm ziehen und dadurch einen Druck über den Ohren entfalten, vielleicht auch die zarte Haut des Säuglings verletzen.

Es wird gewöhnlich behauptet, dass Kinder unter 3—4 Jahren zum Brillentragen zu jung sind. Kein Kind ist jedoch zu jung, um Gläser zu tragen, sofern es sie braucht. Viele von meinen Patienten

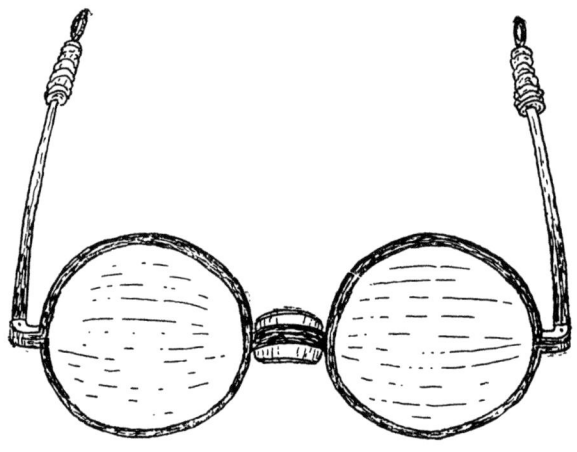

Fig. 5.

haben lange vor dem vollendeten 1. Lebensjahr solche Brillen getragen, wie ich sie eben beschrieb.

Natürlich zerbrechen kleine Kinder zuweilen ihre Gläser, doch ist mir noch nie ein Fall zu Kenntnis gekommen, dass das Auge dabei Schaden erlitt. Das in der Fassung fest sitzende Glas zerbricht nicht in einzelne Splitter, sondern bekommt einen queren Sprung oder stösst sich an der Facette ab.

2. Ausschluss des fixierenden Auges. Bei einem Kinde, das einen beträchtlichen Teil seines Lebens konstant mit einem Auge geschielt und entweder gar keine Behandlung genossen oder lediglich eine Brille erhalten hat, findet man, dass das Schielauge mehr oder weniger schwachsichtig geworden ist. Zeigt sich, dass die Sehschärfe

Kapitel VI. Behandlung des Strabismus convergens.

dieses Auges mit der Elfenbeinkugelprobe wenigstens $6/36$ beträgt, dann kann man den Fall in der unter Absatz 3, S. 64 beschriebenen Weise behandeln. Oft findet man jedoch, dass die Schwachsichtigkeit diese Grenze bei weitem überschritten hat, so dass eventuell die Fähigkeit, zentral zu fixieren, verloren gegangen und die Sehschärfe auf die Möglichkeit, Finger dicht vor dem Gesicht zu zählen, oder in manchen Fällen selbst auf blosse Lichtwahrnehmung zusammengeschrumpft ist.

Bei einem kleinen Kinde sollte stets der Versuch gemacht werden, die Sehschärfe des Schielauges, soweit möglich, wiederherzustellen, indem man das Kind zur Benutzung des Auges nötigt. Zu diesem Zweck lasse ich das fixierende Auge eine Zeitlang b eständig vom Sehakt ausschliessen.

Nicht zu empfehlen ist die Anweisung, das Auge nur einen Teil des Tages zu verdecken. Abgesehen von der Tatsache, dass diese Art keine solch rasche und kräftige Wirkung verbürgt wie der beständige Verschluss, weint das Kind jedesmal wenn die Klappe angelegt wird, so dass die Behandlung selten richtig zur Durchführung gelangt. Wird jedoch das bessere Auge beständig bedeckt, so gewöhnt sich das Kind bald an die Klappe, so dass es nach ein paar Tagen seinen Widerstand aufzugeben pflegt.

Es gibt verschiedene Methoden, ein Auge vom Sehakt auszuschliessen, von welchen jede sich in gewissen Fällen nützlich erweisen kann. Bei Säuglingen erfüllt ein mit einigen Bindentouren gesicherter Wattebausch den Zweck; bei Kindern, die sich bereits umherbewegen, muss man die ersten paar Tage den Wattebausch mittelst schmaler Heftpflasterstreifen fixieren. Kinder, die eine häusliche Pflege geniessen, können den Wattebausch jeden Morgen gewechselt bekommen; ambulante Krankenhauspatienten tragen jedoch den Bausch oft 3 bis 4 Wochen lang, ohne dass Schaden entsteht.

Ist das Kind einmal daran gewöhnt, das Auge verdeckt zu haben, dann genügt es, Watte hinter das Brillenglas einzuklemmen; der Wattebausch ist jedoch mit Sorgfalt anzulegen und das Kind bedarf der Beaufsichtigung, sonst wird es den Bausch nach oben und aussen verschieben, um an der Nase entlang vorbeizublicken. Etwas ältere Kinder können, sofern sie gut versorgt werden, von Anfang an einen solchen Wattebausch tragen, während der mit Heftpflaster befestigte Bausch sich besonders für ambulante Patienten eignet, deren Eltern selten imstande sind, ihnen grosse Aufmerksamkeit zu schenken.

Nach Ablauf von zwei oder drei Wochen untersuche ich das Kind wieder. Hat sich das Sehvermögen des Schielauges genügend gehoben, dann wird die Klappe weggelassen und der Fall wird in der im Absatz 3 beschriebenen Weise weiter behandelt. Andernfalls wird das fixierende Auge auf einen weiteren Monat verdeckt und das Kind danach wieder untersucht. Verspricht der Ausschluss des Auges überhaupt einen Nutzen, dann findet man in der Regel innerhalb der ersten 14 Tage eine ganz wesentliche Besserung der Sehschärfe des Schielauges. Hat sich diese Besserung am Ende von zwei Monaten noch nicht eingestellt, dann lohnt es sich selten, die Klappe weiter tragen zu lassen.

3. Einträufelung von Atropin ausschliesslich in das fixierende Auge. Handelt es sich um einen jungen Patienten, dessen Sehschärfe nach der Elfenbeinkugelprobe nachweislich nicht viel weniger als $6/36$ beträgt, dann lasse ich jeden Morgen Atropin in das fixierende Auge allein einträufeln, während das Kind natürlich fortfährt, seine Brille zu tragen. Mit dem atropinisierten, fixierenden Auge wird es nicht imstande sein, sein Spielzeug und seine Bilderbücher deutlich zu sehen, entdeckt aber bald, dass es sie viel deutlicher sehen kann, wenn es eine assoziierte, seitliche Bewegung beider Augen ausführt, bis das Schielauge zur Einstellung auf die nahen Gegenstände gebracht wurde. Das Kind gewöhnt sich daran, das bessere (atropinisierte) Auge zum Fernsehen und das schlechtere (nicht-atropinisierte) Auge zum Nahesehen zu benutzen.

Atropin besitzt die Eigenschaft, den Ciliarmuskel zeitweise zu lähmen und die Akkomodationskraft des Auges auf diese Weise aufzuheben; wird Atropin daher in ein normales, emmetropisches Auge oder ein solches eingeträufelt, dessen Refraktionsfehler mit Gläsern korrigiert ist, dann sieht das Auge entfernte Gegenstände immer noch deutlich, vermag aber nicht, sich auf nahe Gegenstände einzustellen. Ein nicht-atropinisiertes, nur $1/6$ bis $1/10$ der normalen Sehschärfe besitzendes Auge ist imstande, auf Lesedistanz Gegenstände deutlicher zu sehen als ein normales Auge, dessen Akkommodation durch Atropin gelähmt wurde.

Auf diese Weise wird das nicht-atropinisierte Auge in wirksamster Weise geübt und Amblyopia ex anopsia verhütet. Ja, hat sich bereits ein beträchtlicher Grad von Sehschwäche eingestellt, dann findet man, wenn das Kind noch jung genug ist, bei jedem Besuch eine stetige Besserung der Sehschärfe. In vielen Fällen wird die Sehschärfe des bisher amblyopischen Auges durch eine derartige, einige Wochen oder Monate lang dauernde Behandlung normal oder beinahe normal.

Sowie die Sehschärfe des (nicht-atropinisierten) „Schielauges" der normalen sich nähert, dann verwendet das Kind dieses Auge sowohl

Kapitel VI. Behandlung des Strabismus convergens.

für die Ferne wie für die Nähe und dreht statt dessen das „fixierende" Auge einwärts. Von da ab stelle ich das Atropin zwei oder drei Wochen ein, um abzuwarten, was sich nun ereignet. In der Regel kehrt das Kind zu seiner alten Gewohnheit zurück, d. h. es schielt mit dem ursprünglich schielenden Auge und fixiert mit dem „fixierenden" Auge. In diesem Fall verordne ich, dass jeden Morgen in den ersten sieben Tagen eines jeden Monats Atropin **nur in das fixierende** Auge eingeträufelt wird. Bei einem jungen Kinde kommt es dann gelegentlich vor, dass nach Weglassen des Atropins auch weiterhin die Abweichung am ursprünglich fixierenden Auge auftritt. Einen solchen Fall kann man 3—4 Wochen lang sich selbst überlassen, doch muss darauf geachtet werden, dass nicht das ursprünglich fixierende Auge nunmehr amblyopisch wird (vergl. Fall B, 83 und Fall D, 332, S. 41). Nötigenfalls lässt sich das Gleichgewicht dadurch erhalten, dass man einige Tage lang Atropin in das andere Auge einträufelt.

Die Verwendung des Atropins **nur für das fixierende** Auge bedeutet eine ausserordentlich wirksame, therapeutische Massnahme. Ein kleines Kind verbringt zum mindesten die Hälfte seiner wachen Stunden mit dem Betrachten naher Gegenstände; wenn es also das (atropinisierte) fixierende Auge für die Ferne und das (nicht-atropinisierte) Schielauge für die Nähe verwendet, so ist dieser Zustand dem völligen Ausschluss des „fixierenden" Auges für mindestens den halben Tag gleichwertig. Wird gar aus irgend einem Grunde die Brille weggelassen, dann wird es, falls der Refraktionsfehler ein grosser ist, das atropinisierte „fixierende" Auge einwärts drehen und selbst für die Ferne das schlechtere, nicht-atropinisierte Auge benutzen.

Was die Form betrifft, in der ich Atropin anwende, so verordne ich gewöhnlich, dass ein Tropfen einer 1 %, Lösung von Atropinum sulf. jeden Morgen nur in das fixierende Auge eingeträufelt werde. Das Atropin lässt sich mit einem Tropfenzähler oder noch besser mittelst eines kleinen Pinsels aus Kamelhaar oder einer Feder in das Auge bringen. Atropinsalbe ist ebenso zweckdienlich; das untere Lid wird herabgezogen und ein wenig davon mittelst eines Glasstäbchens in den Konjunktivalsack hineingebracht. Plättchen, die 0,0003—6 g enthalten, lassen sich ebenfalls verwenden, doch findet es die Wärterin gewöhnlich schwierig, sie einzubringen.

Innerhalb eines Monats nach Beginn dieser Behandlung lasse ich das Kind stets wiederkommen und späterhin in Zwischenräumen von 1—2 Monaten, je nach Art des Falles. Damit kein Irrtum entsteht, erhält die Mutter eine Karte mit schriftlichen Anweisungen und dem Datum des nächsten Besuchs. Die Behandlung wird fortgesetzt, bis die Sehschärfe des Schielauges der des fixierenden Auges gleichkommt bezw. beinahe gleichkommt oder die Abweichung verschwindet, oder bis ich imstande bin, das Fusionsvermögen des Kindes mittelst des Amblyoskops zu üben.

Eine solche Behandlung wird stets verhindern, dass das Schielauge amblyopisch wird. Ihre Wirksamkeit in der Heilung einer bereits bestehenden Amblyopie wird um so grösser sein, je jünger das Kind und je frischer die Abweichung. Die besten Erfolge erzielt man mit Kindern, die nicht über 4 oder 5 Jahre alt sind; nach dem 6. Lebensjahr lässt sich gewöhnlich keine grosse Besserung der Sehschärfe erzielen, obschon ich viele Ausnahmen von dieser Regel beobachtet habe.

Wollte man das fixierende Auge des Kindes mindestens die Hälfte der wachen Stunden sorgfältig verbinden, dann würde dieses Verfahren natürlich ebensogut den Zweck erfüllen. Wenn die Mutter und die Wärterin aber noch so viel anfangs versprechen mögen, so werden sie doch nach einigen wenigen Wochen die Erfahrung machen, dass die notwendige Bewachung ihre Zeit und Geduld allzu sehr in Anspruch nimmt. Auf der anderen Seite wird es selbst der überbürdeten, eine ambulante Klinik aufsuchenden Mutter einer zahlreichen Familie nicht schwer fallen, jeden Morgen, solange wie es nötig sein sollte, einen Tropfen Atropin nur in das fixierende Auge einzuträufeln.

Ein unheilvolles, von vielen Ärzten geübtes und in den Büchern durchweg empfohlenes Verfahren besteht in dem Verschreiben von Atropin für beide Augen bei Kindern, die für zu jung zum Gläsertragen gehalten werden; der Zweck ist natürlich die Verringerung der Konvergenz durch die Akkommodationslähmung. Das auf diese Weise verwendete Atropin bringt niemals eine dauernde Heilung des Schielens zuwege, wenn es auch gelegentlich ein zeitweiliges Verschwinden der Abweichung bewirkt. Da aber das Schielauge in der Regel den höheren Grad der Ametropie zeigt, so ist die Lähmung seiner Akkommodation mittelst Atropins gerade die beste Methode, um eine unter keinen Umständen mögliche Verwendung dieses Auges herbeizuführen. Die hoffnungslosesten Fälle von Sehschwäche des Schielauges, die man zu Gesichte bekommt, sind diejenigen, welche einige Monate lang mit Atropineinträufelungen beiderseits behandelt worden sind.

4. Übungen des Fusionsvermögens. Bei monokularen oder zufällig alternierenden Schielfällen suche ich, wenn das Kind zeitig genug gebracht wird, die grundlegende Ursache des Schielens durch Übungen des Fusionsvermögens zu beseitigen. Zu diesem Zweck verwende ich einen Apparat, den ich „Amblyoskop" genannt habe. Eine Beschreibung desselben und der Methode, das Fusionsvermögen zu üben, findet sich im folgenden Kapitel (S. 73, 79). Der günstige Zeitpunkt für Fusionsübungen liegt zwischen dem 3. und 5. Altersjahr. Bei Kindern unter drei Jahren wird diese Behandlung leicht zu einer schwierigen, obwohl ich in vielen Fällen einen Erfolg verzeichnet habe. Nach dem 5. Lebensjahr machen die Fusionsübungen langsamere Fortschritte, man erhält einen weit schwächeren „Wunsch, binokular zu sehen"; nach dem 6. Jahr lohnt es sich selten, Fusionsübungen zu versuchen. Allerdings kann ein Patient, der jahrelang geschielt hat, eine Art binokularen Sehens erlangen, wenn die Abweichung noch viel später operativ korrigiert wird. Doch handelt es sich bei diesem geringen Fusionsgrade nicht um eine neue Errungenschaft. Denn er besass ihn schon, ehe er schielte, die Fusion war aber zu schwach, um das Auftreten einer Abweichung zu verhindern oder gar um Diplopie zu bewirken.

Das Fusionsvermögen beginnt normalerweise in einem frühen Alter seine Entwickelung und vollendet sie m. E. ungefähr am Schluss des 6. Lebensjahres. Die Erziehung des Fusionsvermögens zu einer Zeit, wo es normalerweise in der Entwickelung begriffen sein sollte, gestaltet sich zu einer dankbaren Aufgabe, die rasch, leicht und in ihren Ergebnissen glücklich verläuft. „Stereoskopische Übungen", die in einem Alter unternommen werden, da das Kind alt genug ist, sich verständnisvoll an der Arbeit zu beteiligen, sind dagegen unendlich langweilig und enttäuschend.

5. Operative Massregeln. Konvergierende Schielfälle, deren Abweichung durch andere Mittel nicht zu beseitigen ist, erheischen eine Operation. Zwei operative Verfahren gibt es, die entweder einzeln oder in Verbindung miteinander angewendet werden, nämlich die Tenotomie des Rectus internus und die Vorlagerung des Rectus externus.

Die Tenotomie des Internus besteht in der Durchtrennung der Sehne dieses Muskels an ihrem Bulbusansatz, so dass das Auge sich bis zu einem unbestimmten Grade nach aussen dreht, eine Aussendrehung, die in der Regel mit der Zeit die Neigung hat, zuzunehmen.

Kapitel VI. Behandlung des Strabismus convergens.

Auch rückt der Bulbus in geringem Masse vor, so dass ein tenotomiertes Auge mehr prominent ist als das andere; die Lidspalte ist ebenfalls weiter. Schliesslich entsteht eine dauernde Schwäche der Innenrotation (Adduktion) dieses Auges.

Um einen Muskel vorzulagern, wird dessen Sehne an der Ansatzstelle von dem Bulbus getrennt und dann in der Regel gekürzt dadurch, dass man mehr oder weniger von der Sehne und dem Muskel entfernt. Das angeschnittene Ende des Muskels wird danach an einer Stelle, die mehr nach vorn, d. h. näher der Hornhaut als der ursprüngliche Ansatz liegt, an dem Bulbus befestigt. Eine richtig ausgeführte Vorlagerung rotiert das Auge genau so weit, wie gewünscht wird. Die Resultate, die das im Kapitel XI, S. 116 beschriebene Vorlagerungsverfahren liefert, sind von Dauer und zeigen keine Neigung, mit der Zeit zu- oder abzunehmen. Sowohl die Kraft wie die Ausdehnung der Rotation des Auges in der Zugrichtung des vorgelagerten Muskels werden gesteigert, während die Rotation nach der entgegengesetzten Richtung in keinem Fall, was die Kraft anbelangt, geschwächt wird, wenn auch in extremen Fällen der Umfang der Bewegung eine kleine Verringerung zeigen kann. Übersteigt die abnorme Konvergenz nicht 20^0 oder 25^0, dann entsteht aus der Beseitigung derselben durch eine Externusvorlagerung selten ein irgend bemerkenswerter Grad von Zurücksinken des Bulbus. Handelt es sich um eine hochgradigere Abweichung als die genannte, dann verbinde ich gewöhnlich die Externusvorlagerung mit der Rücklagerung des Internus, um jedes Zurücksinken zu verhüten.

Die an den äusseren Augenmuskeln vorkommenden Operationen werden im Kapitel XI ausführlich beschrieben werden.

Es tritt uns die natürliche Frage entgegen: „Da doch die Abweichung in einem Fall von konvergierendem Schielen nicht auf einem Muskelfehler beruht, warum soll man dann diese Abweichung durch Muskelverkürzung zu heilen suchen?" Die Antwort darauf ist folgende: Bei Gegenwart eines mangelhaften Fusionsvermögens kann ein Refraktionsfehler eine Abweichung hervorrufen oder es kann auf irgend eine unbekannte Weise das Gleichgewicht des Konvergenzzentrums durch Schreck, einen Schlag auf den Kopf, Keuchhusten etc. verloren gehen. Vermag man das Fusionsvermögen frühzeitig zu üben, dann wird in der Mehrheit der Fälle der Wunsch, binokular zu sehen, an sich schon genügen, die Abweichung zu überwinden und jedem störenden Einfluss zum Trotz eine völlige Heilung herbeizuführen.

Kapitel VI. Behandlung des Strabismus convergens.

In vielen Fällen genügt auch die optische Korrektion des Refraktionsfehlers, um ein Verschwinden des Schielens zu veranlassen; in anderen muss man aber, da eine unmittelbare Beeinflussung des die Konvergenz regulierenden, nervösen Zentrums nicht möglich ist, sich damit zufrieden geben, die peripheren motorischen Organe zu beeinflussen.

Es sei mir folgendes Bild gestattet: Angenommen es hat beim Kutschieren das rechte Pferd die Gewohnheit, den Kopf beständig nach links hängen zu lassen. Findet sich eine Ursache hierfür (z. B. eine wunde Schulter), dann lässt sich die Gewohnheit durch Beseitigung dieser Ursache bekämpfen; andernfalls empfiehlt sich zur Überwindung seiner „Abweichung" nach links das Verfahren, den Aussenteil des rechten Zügels zu kürzen.

Der Schielwinkel wird bei jedem Besuch gemessen; geht aus den Messungen eine ständige Abnahme hervor, dann ist natürlich unter keinen Umständen eine Operation angezeigt. Ist es mir bei einem kleinen Kinde geglückt, mittelst des Amblyoskops das Fusionsvermögen zu entwickeln, dann greife ich zur Operation, falls die Abweichung nicht in rationellem Tempo abnimmt. Beträgt der Schielwinkel nicht mehr als 20° oder 25°, dann lagere ich den Externus vor, ohne den Internus zu tenotomieren; beträgt er jedoch mehr, dann nehme ich gleichzeitig die Tenotomie des Internus vor, nicht deswegen, weil eine Vorlagerung allein die gewünschte Rotation zu verschaffen nicht etwa imstande wäre, sondern um ein Zurücksinken des Bulbus zu verhüten. Werden die Augen des Kindes annähernd gerade gerichtet, dann kommt das geübte Fusionsvermögen im binokularen Sehakt zur Geltung; es entsteht eine vollkommene und dauernde Heilung.

Verspricht ein Fall, binokular zu sehen, dann nehme ich niemals eine Rücklagerung des Internus ohne gleichzeitige Vorlagerung des Externus vor. Früher pflegte ich jedoch gelegentlich aus Mangel an Betten in der Krankenhauspraxis so zu verfahren. Manche von diesen Patienten haben seither an Insuffizienz der Konvergenz und Augenschmerzen nach anhaltendem Lesen gelitten. Dagegen scheint bei hochgradigen Schielfällen die Tenotomie des Internus, wenn sie mit der Vorlagerung des Externus verbunden wird, kein Unheil anzurichten. Vielleicht ist dies daraus zu erklären, dass nur ein kleiner Bruchteil der Gesamtrotation von der Tenotomie berührt wird, indem die Vorlagerung der Antagonisten sofort anspannend eingreift und jede Tendenz zur Prominenz korrigiert.

Besteht keine Hoffnung, einen binokularen Sehakt zu erhalten, so dass die Beseitigung der Entstellung alles ist, was sich erreichen lässt, dann ziehe ich vor, erst dann zu operieren, wenn dies mit Kokain möglich wird. Dann werden die Augen durch eine Externusvorlagerung des Schielauges mit oder ohne Tenotomie des Internus dieses Auges genau gerade gerichtet.

Nicht selten hat man Gelegenheit, einen Patienten zu sehen, dessen Internus früher einmal tenotomiert worden ist mit dem Erfolg, dass der Bulbus prominiert und immer noch ein gewisser Grad konvergierenden Schielens übrig blieb. In einem solchen Falle wird eine genau ausgeführte Externusvorlagerung die Abweichung beseitigen und zugleich den Bulbus in seine richtige Lage in der Orbita zurückziehen.

Eine einfache Tenotomie ist eine unbefriedigende Operation selbst da, wo ein binokulares Sehen ausser Frage kommt. Die Sehne wird durchtrennt, das Ergebnis lässt sich in keinem individuellen Fall voraussagen. Manche fallen gut aus, andere nicht. Der durchschnittliche Effekt einer Rücklagerung beträgt ca. 13°, doch schwankt er in weiten Grenzen je nach dem Fall; in den ersten 3—4 Monaten nach der Operation nimmt der Effekt allmählich zu; danach bleibt er in der Regel stationär. In manchen Fällen jedoch wächst er noch jahrelang weiter, mag die Tenotomie noch so kunstgerecht ausgeführt worden sein, bis ein Auswärtsschielen zustande kommt — eine hässlichere Entstellung als diejenige, deren Heilung die Operation bezweckte.

In keinem Fall darf eine Tenotomie des Internus vorgenommen werden, wenn die dynamische Konvergenz unternormal ist.

Ein tenotomierter Patient bedarf sehr wenig Nachbehandlung, ein grosser Vorteil in einer überfüllten Krankenhausklinik. Ihre Beliebtheit verdankt die Tenotomie jedoch hauptsächlich, wie ich glaube, der ausserordentlichen Leichtigkeit, mit der sie sich ausführen lässt, sie verlangt fast gar keine speziellen Kenntnisse, während eine genau ausgeführte Vorlagerung zu den feinsten (und befriedigendsten) chirurgischen Eingriffen gehört.

Alternierendes konvergierendes Schielen. — Die Behandlung eines zufällig alternierenden Schielfalles ähnelt der des monokularen Schielens, nur fehlt eine erworbene Amblyopie, die zu bekämpfen ist. Man muss jedoch im Auge behalten, dass ein solcher Fall zu einem monokularen werden kann, wenn er vernachlässigt wird, und dass das Schielauge dann amblyopisch werden kann.

Dem Wesen nach alternierende Schielfälle sind glücklicherweise nicht besonders häufig. Die Behandlung besteht in der optischen Korrektion etwa vorhandener Ametropie und in der Mehrzahl der

Fälle in einer darauffolgenden Operation. Fusionsübungen sind unmöglich, da ein kongenitales Fehlen des Fusionsvermögens besteht. Aus diesem Grunde verschiebe ich eine etwa notwendige Operation, bis der Patient alt genug ist, um deren Ausführung mit lokaler Anästhesie zu gestatten.

Periodisches konvergierendes Schielen. — Die Mehrzahl dieser Schielfälle gehört bei kleinen Kindern zu der Klasse der vorläufig periodischen. Optische Korrektion eines etwa vorhandenen Refraktionsfehlers verhindert in der Regel die Wiederkehr der Abweichung, so dass die natürliche Entwickelung des Fusionsvermögens weitere Fortschritte machen kann.

Reichlich die Hälfte aller bei älteren Kindern und Erwachsenen vorkommenden Fälle, die gewöhnlich als periodische Schielfälle beurteilt werden, sind in Wirklichkeit Beispiele von Esophorie (siehe Kapitel X).

Weist ein Patient mit völlig normalem Fusionsvermögen eine solch hochgradige Anisometropie auf, dass der binokulare Sehakt seine Schwierigkeiten hat, dann wird er wahrscheinlich periodisch schielen. Man verschreibe ihm Gläser, die für jedes Auge einzeln die höchste Sehschärfe geben, selbst wenn das eine Auge hypermetropisch, das andere myopisch ist; an die Ungleichheit in der Grösse der beiden Bilder wird der Patient sich bald gewöhnen. Ein periodisches Schielen kann auch infolge von Hypermetropie bei einem Patienten zustande kommen, dessen Fusionsvermögen schwach entwickelt ist.

Kapitel VII.

Die Übung des Fusionsvermögens.

Seit mehr als einem halben Jahrhundert hat man sich mit Versuchen abgegeben, schielenden Patienten den Gebrauch beider Augen vermittelst Übungen mit irgend einer Form des Stereoskops zu ermöglichen. Von den zu diesem Zweck verwendeten Stereoskopen gibt es den Originalapparat von Wheatstone, die Stereoskope von Brewster und Helmholtz, das Haploskop von Hering, das Stereoskop von Holmes und neuerdings das „stéréoscope à cinq mouvements" von Javal, das „Heteroskop" von Priestley Smith, die Stereoskope von Landolt und Parinaud und noch viele andere, mehr oder weniger ähnliche Apparate. Die meisten von diesen sind so eingerichtet, dass sie dem Schielwinkel des Patienten entsprechend eingestellt werden können. Jedoch ist die Anzahl der Fälle, in denen sie sich verwenden lassen, eine sehr beschränkte, weil das Bild des Schielauges unterdrückt wird. Javal versucht dieser Exklusion dadurch Herr zu werden, dass er das eine oder das andere Auge längere Zeit verdecken lässt in der Hoffnung, dass der Patient Doppelbilder erhalte, wenn er schliesslich beide Augen unbedeckt benutzt. Alle diese Apparate sind zum Gebrauch solcher Patienten bestimmt, die alt genug sind, den ihnen gegebenen Anweisungen verständnisvoll Folge zu leisten.

Wahrscheinlich haben die meisten Augenärzte zu dieser oder jener Zeit einmal die Gewohnheit geübt, „stereoskopische Übungen" in konvergierenden Schielfällen zu verordnen, um sie nach sorgfältiger Prüfung als nutzlos wieder zur Seite zu legen. Der Grund, weswegen sie misslingen, ist das sehr frühe Alter, in dem sich das Fusionsvermögen normalerweise entwickelt. Fusionsübungen müssen, wenn sie greifbaren Nutzen bringen sollen, innerhalb dieser normalen Entwickelungsperiode vorgenommen werden.

Fusionsübungen bei jugendlichen Schielenden unter fünf Jahren lassen sich in geeigneten Fällen rasch und leicht ausführen, ihre Ergebnisse sind höchst auffallend und befriedigend. Zwischen dem 5. und 6. Jahr wird die Behandlung eher wesentlich länger dauern und das Ergebnis weniger vollkommen sein. Nach dem 6. oder spätestens dem 7. Lebensjahr lohnen die erzielten Resultate, vom Standpunkte des Patienten aus, nicht den Aufwand an Zeit und Mühe.

Zwei grosse Schwierigkeiten, die das Üben des Fusionsvermögens bei kleinen Kindern bietet, sind zu überwinden:

1. Obgleich die Sehschärfe des Schielauges möglicherweise normal sein kann, wird das Bild dieses Auges unterdrückt, so dass das Kind in der Regel nur dann Eindrücke mit dem Schielauge zu empfangen imstande ist, wenn das andere Auge geschlossen ist.

2. Das Kind ist bei weitem zu jung, um den Zweck der Fusionsübungen zu verstehen oder den Anweisungen des Arztes zu folgen. Daher wird es die Vornahme der Übungen nur so lange zulassen, wie sie sein Interesse fesseln.

Nach vielen Versuchen habe ich nun einen Apparat ersonnen, mit dessen Hilfe es mir gelungen ist, dieser Schwierigkeiten grossen-

Kapitel VII. Die Übung des Fusionsvermögens.

teils Herr zu werden. Ich nannte ihn „Amblyoskop", d. h. einen Apparat, mittelst dessen ein nichtsehendes Auge geübt wird, so dass es den ihm zukommenden Anteil beim Sehen erhält. Das Amblyoskop hat seine jetzige Form seit 1895 beibehalten; die Notwendigkeit irgendwelcher Verbesserungen hat sich beim beständigen Gebrauch nicht ergeben.

Das Amblyoskop[1]).

Der Apparat besteht aus zwei, durch ein Scharnier in A (Fig. 6) verbundenen Hälften, deren jede von einem sehr kurzen Messingtubus gebildet wird, an welchem sich ein längerer Tubus unter einem

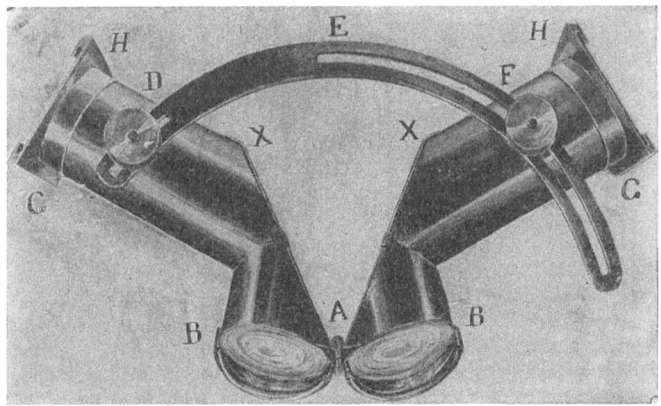

Fig. 6.

Winkel von 120^0 ansetzt. Der Durchmesser dieser Rohre beträgt 3,75 cm. Jede Hälfte des Apparats wird in AX von einer flachen, ovalen Messingplatte verschlossen; in AX befindet sich innen in beiden Hälften ein ovaler Spiegel. GH, GH sind die Träger für die Figurenplatten, die aus Vorlagen bestehen, welche auf durchsichtigem Papier gezeichnet und auf Glasstreifen aufgeklebt sind. In AB befindet sich eine Konvexlinse mit einer Brennweite von 12,5 cm, der Entfernung des reflektierten Bildes von GH entsprechend. AB, AB sind Nuten, die bei vertikaler Ablenkung Prismen, Basis oben bezw. unten, aufnehmen können.

---

[1]) Das Amblyoskop (Preis ca. 35 M.) fertigt Optiker Hawes, Leadenhall Street 79, London E. C. an; den Beleuchtungsapparat liefert die Firma Carter, New Cavendish Street 6a, London W.

74 Kapitel VII. Die Übung des Fusionsvermögens.

D, E, F stellt einen Messingbogen[1]) mit zwei Schlitzen vor, einem kurzem Schlitz mit der Klemmschraube D und einem langen mit der Schraube F. Wird letztere gelockert, dann lassen sich die beiden Hälften des Apparats zusammenbringen, um einer Konvergenz der Sehachsen bis zu 60° zu entsprechen, oder sich trennen, um einer Divergenz bis zu 30° zu entsprechen. Wird jedoch die Schraube F festgezogen und die Schraube D in dem kurzen Schlitz gelockert, dann beschränkt sich die Beweglichkeitsamplitude auf nicht mehr als ca. 10°.

Beleuchtung der Figurenplatten. — Jede Platte wird durch ein eigenes, elektrisches Licht beleuchtet. Eine kräftige

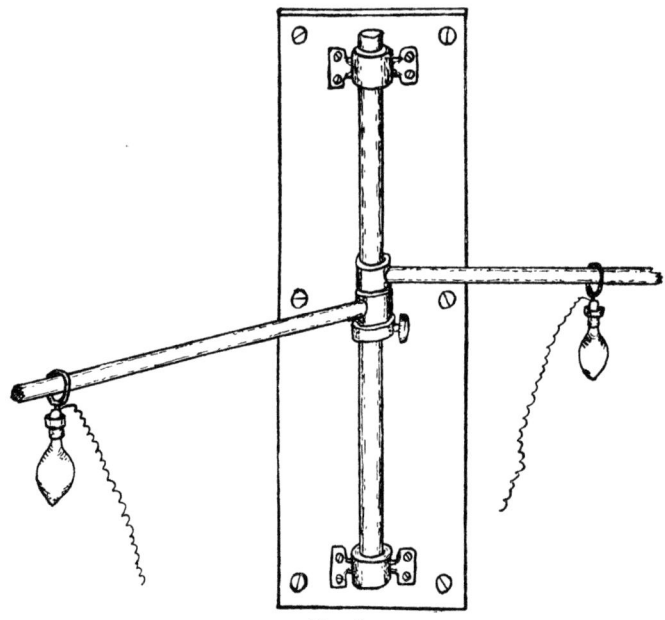

Fig. 7.

Messingstange (Fig. 7) von ca. 60 cm Länge ruht an beiden Enden in Messinglagern, die an einem an der Wand des Sprechzimmers

---

[1]) Bei den früheren Formen des Apparats liess ich den Bogen nach Graden einteilen, da ich glaubte, dass der Apparat sich ebenfalls zu der subjektiven Messung von Heterophorien verwenden liesse. Ich fand jedoch, dass er sich zu diesem Zwecke nicht eignet.

Kein Apparat, bei dem die beobachteten Gegenstände sich nahe dem Auge befinden, ist bei dem Messen von Heterophorie zuverlässig. Obgleich die Linsen das Akkommodieren überflüssig machen, so akkommodiert der Patient dennoch auf einen Gegenstand, von dem er weiss, dass er nahe ist.

Kapitel VII. Die Übung des Fusionsvermögens.

fest angebrachten Brett derart angeschraubt sind, dass die Messingplatte vertikal steht. Um diese gleitet ein Messingring auf- und abwärts, der sich in jeder gewünschten Höhe mittelst einer Schwanzschraube feststellen lässt und wiederum zwei getrennte Ringe stützt, von welchem je ein langer, horizontaler Arm ausgeht. Jeder von diesen Armen ist 120 cm lang und lässt sich unabhängig von dem anderen in der Horizontalebene bewegen. Die Beleuchtung jeder der beiden Figurenplatten lässt sich in getrennter Weise verstärken oder verringern dadurch, dass man das betreffende Licht nähert oder weiter wegschiebt.

Ehe ich das elektrische Licht hatte, benutzte ich zwei Petroleumlampen, die auf einem Tisch standen, und wechselte je nach Bedürfnis deren Abstand und die Flammenhöhe. Diese einfache Vorrichtung leistet dieselben Dienste, ist aber nicht ganz so bequem.

Die Figurenplatten. — Fig. 8 und 9 zeigen die bekannten runden Ringe und die vertikalen Schlitze, sowie ihre Kontrollzeichen. Zu Fusionsübungen werden sie nicht verwendet, da man natürlich kein kleines Kind dazu bewegen könnte, sich mit solch langweiligen Dingen abzugeben. Sie sind nur deswegen notwendig, weil sie sich nützlich erweisen, wenn man mit älteren Leuten Versuche anstellt.

Die zu Fusionsübungen verwendeten Vorlagen zerfallen in drei Klassen:

1. Solche, die ein Verschmelzen der Bilder nicht erfordern, sondern lediglich das gleichzeitige Sehen unähnlicher Gegenstände mit beiden Augen. Ein Beispiel dieser Art zeigt Fig. 10 mit einem Käfig auf der einen und einem Vogel auf der anderen Seite. Andere derartige Vorlagenpaare sind: Ein Clown und ein Reifen, eine Maus und eine Falle, ein Affe und eine Stange, ein Hund und ein Korb etc.

2. Vorlagen der 2. Klasse, wie sie Fig. 11 und 12 darstellen, erfordern wahre Verschmelzung der Bilder, damit ein vollständiges Bild gesehen wird. Die Bilder der beiden Figurenplatten sind stets einander genau ähnlich mit dem Unterschied, dass ein Teil des Bildes auf der einen, ein anderer auf der anderen Seite fehlt. In Fig. 11 ist z. B. auf der einen Platte ein Bein, auf der anderen der Hut weggelassen. Ein Kind, das beide Bilder zur Verschmelzung bringt, sieht einen Mann mit zwei Beinen und einem Hut.

76   Kapitel VII. Die Übung des Fusionsvermögens.

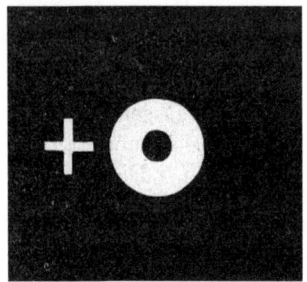 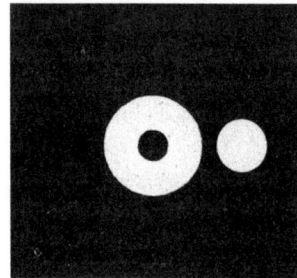

Fig. 8.

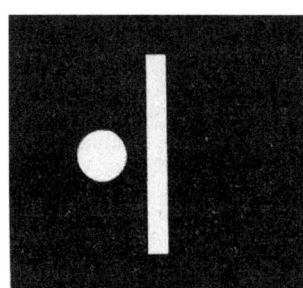 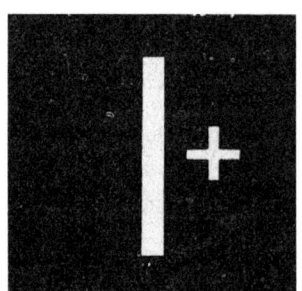

Fig. 9.

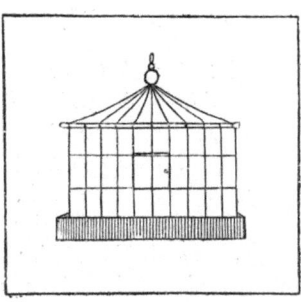 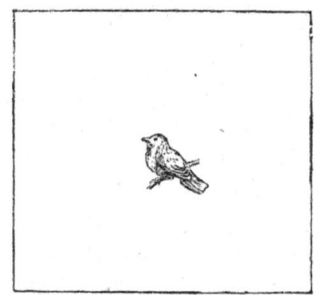

Fig. 10.

Kapitel VII. Die Übung des Fusionsvermögens.

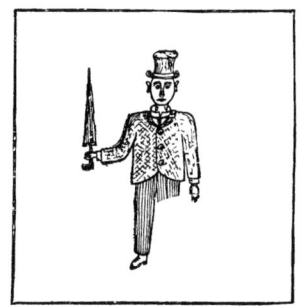 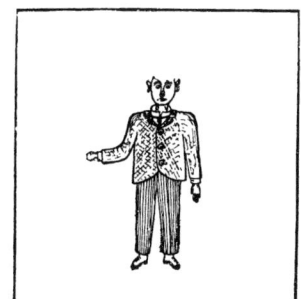

Fig. 11.

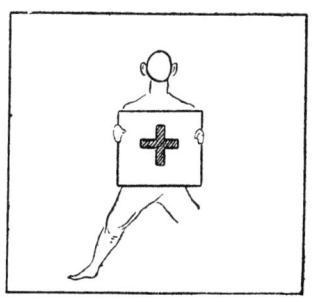 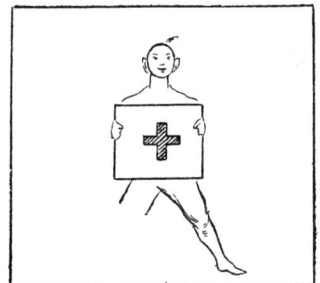

Fig 12.

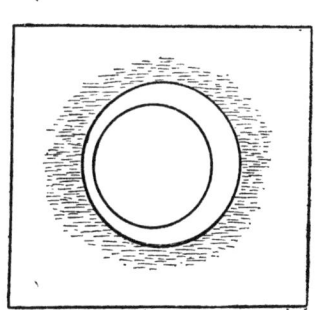 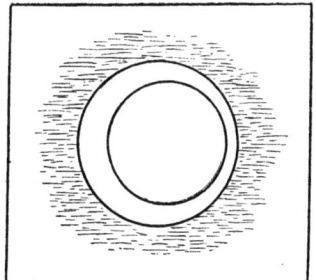

Fig. 13.

78 Kapitel VII. Die Übung des Fusionsvermögens.

3. Vorlagen, wie die der Fig. 13, lassen sich nur von solchen Patienten würdigen, die den 3. Grad des binokularen Sehens, Tiefenwahrnehmung, besitzen.

Die Vorlagen zeichnet man auf dünnes, durchsichtiges Papier von 3,75 cm im Quadrat auf; dünnes Schreibmaschinenpapier eignet sich sehr gut dazu. Das Papier wird dann auf quadratische Glasscheiben aufgeklebt.

Vorlagen der ersten Art lassen sich ohne Schwierigkeit herstellen, solche der zweiten Art mache ich folgendermassen: Auf Papierzettel von 3,75 qcm skizziere ich einfache Bilder wie Pferd, Clown, Mann mit Hut und Pfeife etc., je grotesker, desto eher scheinen sie den Kindern zu gefallen. Ich pause sie dann zweimal auf das durchsichtige Papier durch, lasse aber jedesmal einen verschiedenen Teil des Bildes weg[1]).

Fusionsübungen.

Die Erziehung des Fusionsvermögens soll in einem möglichst frühen Alter vorgenommen werden. Ich wiederhole diesen Satz, weil er von grösster Wichtigkeit ist — der alleinige Schlüssel zum Erfolg. Bei einem Kinde von durchschnittlicher Begabung ist es sehr leicht, das Amblyoskop im Alter von $3-3^1/_2$ Jahren anzuwenden. In vielen Fällen ist es mir vor dem 3. Lebensjahr gelungen, doch hält es oft etwas schwer, die Aufmerksamkeit solcher, noch sehr kleinen Kinder aufrecht zu erhalten.

Das Schielauge darf nicht zu schwachsichtig sein. Fälle, die in wirksamer Weise bald nach dem ersten Erscheinen der Abweichung behandelt wurden, zeigen fast immer beiderseits eine normale Sehschärfe. Bei vernachlässigten oder nicht genügend wirksam behandelten Fällen ist das Schielauge oft sehr schwachsichtig (vergl. Tabellen III und V, S. 44). Mit den Fusionsübungen mache ich in der Regel keinen Versuch bei einem Kinde, das immer noch nicht imstande ist, die $2^1/_2$ cm grosse Elfenbeinkugel auf ca. 6 m Distanz zu sehen, nachdem alle nur möglichen Mittel zur Wiederherstellung der Sehschärfe des Schielauges angewendet worden sind.

---

[1]) „Stereoskopische Ansichten" sind natürlich von gar keinem praktischen Nutzen für die Fusionsübungen. Doch liess ich mir einmal kleine, durchsichtige stereoskopische Photographien, die zum Amblyoskop passten, anfertigen, von dem Gedanken ausgehend, dass es einem Kinde, das sich über meine künstlerischen Leistungen langweilte, gelegentlich zur Abwechselung gezeigt werden könnten. Aber ich fand, dass kleine Kinder ihnen kein Interesse entgegenbrachten, sie zogen einfache Bilder, die sie begreifen konnten, bei weitem vor.

Kapitel VII. Die Übung des Fusionsvermögens.

Der Schielende sieht nur mit dem fixierenden Auge oder unter gewissen Umständen nur mit dem Schielauge, aber nicht gleichzeitig mit beiden. Diese Exklusion zu überwinden, ist der erste Schritt der Behandlung. Hat das Kind einen Refraktionsfehler, dann korrigiert man ihn zuvor mittelst einer Brille. Auf einem Stuhl vor dem Beleuchtungsapparat sitzend nehme ich mir das Kind auf den Schoss und passe das Amblyoskop[1]) nach grober Berechnung dem Schielwinkel entsprechend an. Zuerst setze ich in den Apparat ein Figurenplattenpaar, das keine Fusion erfordert, sondern nur gleichzeitige Wahrnehmung — z. B. solche, wie sie Fig. 10 zeigt, wobei anfangs das Licht je ca. 120 cm von der zugehörigen Platte entfernt bleibt. Nehmen wir an, der Käfig befinde sich vor dem fixierenden, der Vogel vor dem Schielauge. Das Kind wird dann mit dem Amblyoskop nur den Käfig erblicken. Ich fordere es nun auf, nach dem Vogel zu suchen, während ich das vor dem Schielauge befindliche Licht näher und näher heranrücke, bis zuletzt ein Punkt erreicht wird, wo die Beleuchtung der Figurenplatte vor dem Schielauge eine solche intensive wird, dass das Bild dieses Auges nicht länger unterdrückt werden kann. Plötzlich erklärt das Kind, es sehe den Vogel, den es suchen sollte. In der Regel ist ihm aber jetzt der Käfig vor dem fixierenden Auge geschwunden. Nun werden die gegenseitigen Abstände der Lichter von neuem hergestellt, bis das Kind, nachdem die beiden Augen einige Minuten lang abwechselnd sahen, Vogel und Käfig gleichzeitig erblickt. Darauf darf das Kind das Amblyoskop mit beiden Händen halten, während ich, die Hände über den seinigen, die beiden Hälften des Apparates konvergieren und divergieren lasse, damit es aussieht, wie wenn der Vogel in den Käfig ein- und aushüpfe. Andere ähnliche Figurenpaare werden dann gezeigt. Das Kind lernt sehr bald, den Apparat selbst zu bewegen, so dass es den Vogel in den Käfig, die Katze auf den Stuhl, den Clown in den Reifen bringt etc. Während der ganzen Zeit muss man sich mit dem Kinde unterhalten, da man nur dann erfährt, was es wirklich sieht, wenn man es zum Plaudern ermutigt.

---

[1]) Ungefähr 2—3 mal im Jahr liess ich den Apparat regelmässig fallen, wobei irgend ein Teil zerbrach, bis Dr. Ernest Maddox auf den einfachen Ausweg hinwies, ihn mittelst einer Schnur und einer Rolle sowie eines kleinen Gegengewichtes aus Blei von der Zimmerdecke herunterhängen zu lassen. Seither habe ich kein Unglück mehr gehabt. Wird das Amblyoskop gebrauchsfertig heruntergezogen, dann hängt es ungefähr 90 cm von dem den Beleuchtungsapparat stützenden Wandbrett entfernt herab.

Hierauf wird ein Figurenplattenpaar gezeigt, das Fusion der Bilder erfordert, beispielsweise Figur 11. Anfangs sieht das Kind zwei Männer, jedes Bild ist jedoch unvollständig; bald lässt sich aber eine Stellung finden, in der das Kind einen Mann mit zwei Beinen und einem Hut erblickt. Nun wird die Klemmschraube des langen Schlitzes angezogen und die des kurzen gelockert, so dass die Beweglichkeitsamplitude der beiden Amblyoskophälften auf ca. 10^0 beschränkt bleibt. Es werden noch viele andere Plattenpaare der Reihe nach dem Kinde gezeigt, das man durch Zureden ermutigt, jeden einzelnen Teil des verschmolzenen Bildes zu untersuchen. Nach einer Weile findet man, dass der Konvergenzwinkel des Apparates eine geringe Änderung erträgt, ohne dass das verschmolzene Bild auseinandergeht. Nunmehr besitzt das Kind, diese speziellen Beleuchtungs- und Konvergenzbedingungen vorausgesetzt, wahre, mit einer gewissen Amplitude verbundene Fusion. Im allgemeinen lässt sich dies alles in einer Sitzung erreichen.

Der nächste Schritt besteht darin, die Fusionsamplitude zu vergrössern. Lichtintensität und Konvergenzwinkel des Amblyoskops werden wie vorhin gerichtet und fusionserforderliche Vorlagen wie die der Figur 11 und 12 eingesetzt. Nun versucht man allmählich die beiden Hälften des Apparates divergieren und konvergieren zu lassen, während das Kind die verschiedenen, ihm vorgelegten Bilder untersucht und bespricht. Nach einiger Übung lässt sich, handelt es sich um ein kleines Kind, ein beträchtlicher Beweglichkeitsumfang bei erhaltener Fusion erzielen. Für praktische Zwecke kann man diese „Fusionsamplitude" als das Mass der Entwickelung des Fusionsvermögens auffassen.

Wenn ein Kind über eine irgendwie grössere Fusionsamplitude verfügt, dann wird man finden, dass es fast immer auch den 3. Grad des binokularen Sehens hat, nämlich Tiefenwahrnehmung. Die Figurenplatten, Fig. 13, werden dann vorgelegt, das Kind wird gefragt, ob es den Eimer von aussen oder von innen sehe; sofort wird es antworten „von innen". Vertauscht man nun die Platten im Tubus, dann wird es den Eimer umgekehrt sehen.

Nachdem das Kind nunmehr den höchsten Grad des binokularen Sehens unter diesen speziellen Beleuchtungs- und Konvergenzbedingungen erlangt hat, besteht der nächste Schritt in der allmählichen Gleichstellung des vor beiden Augen befindlichen Lichtes, was sich in diesem Stadium, ohne dass die Exklusion wiederkehrt,

Kapitel VII. Die Übung des Fusionsvermögens.

leicht bewerkstelligen lässt. Ist das Kind noch jung genug, dann lässt sich in der Regel mit 5 oder 6, in Zwischenpausen von einer Woche erteilten Sitzungen ein recht kräftiger „Wunsch nach binokularem Sehen" schaffen.

Man vergesse nicht, dass das Hauptziel dieser Übungen das Üben des Fusionsvermögens ist, und zwar zu einer Zeit, in der es sich mit Erfolg durchführen lässt — es handelt sich nicht lediglich um eine Heilung der Abweichung. In vielen Fällen jedoch hat der auf diese Weise hergestellte, mächtige „Wunsch nach binokularem Sehen" eine plötzliche Beseitigung des Schielens unmittelbar zur Folge. In anderen Fällen genügt vollauf ein einziger Besuch jeden Monat, um das frisch erworbene Fusionsvermögen zu erhalten, während eine optische Behandlung weiter versucht wird. Beweisen die regelmässigen Messungen des Schielwinkels, dass dieser nicht so rasch, wie zu erwarten ist, abnimmt, dann zögere ich nicht, in jedem Alter zur Operation überzugehen, zur Externusvorlagerung mit oder ohne Tenotomie des Internus. Wird das Auge auf diese Weise annähernd gerade, dann füllt der Wunsch nach binokularem Sehen eine etwa übrig bleibende Lücke aus und eine völlige Heilung kommt zustande.

Selbstverständlich müssen Fusionsübungen bei diesen kleinen Kindern vom Arzte selbst vorgenommen werden; es hat keinen Zweck, das Amblyoskop oder sonst einen Apparat der Mutter zum Hausgebrauch zu geben.

Bei älteren Kindern habe ich oft des Versuches halber irgend eine Form des Stereoskops oder die „lecture contrôlée" von Cuignet (oder Javal) zur Benutzung zu Hause verordnet. Nicht in einem einzigen Fall konnte ich einen Erfolg sehen. Ein Kind, das zu „stereoskopischen Übungen" und zum „Stablesen" alt genug ist, ist schon lange über das Alter hinaus, in dem das Fusionsvermögen einer Erziehung fähig war. War es seit Kindheit mit einem vernachlässigten, konstanten monokularen Schielen behaftet, dann wird es jetzt beinahe sicher ein Ding der Unmöglichkeit sein, die erworbene Amblyopie des Schielauges zu beseitigen, trotzdem es in einem früheren Alter mit Leichtigkeit hätte geschehen können.

Kapitel VIII.
Zur Behandlung des Strabismus convergens. Erläuternde Krankengeschichten.

Folgende klinische Angaben, die ich meinen Krankengeschichten Schielender entnehme, eignen sich dazu, meine Behandlungsmethoden des Einwärtsschielens des weiteren zu erläutern und geben zugleich die Resultate an, die man für gewöhnlich von ihnen erwarten darf.

Ein vollkommenes Resultat, ja eine Heilung, lässt sich nur bei einem Fall erzielen, der früh genug in Behandlung tritt. Leider bekommt man jedoch einen grossen Teil der Fälle erst dann zu Gesicht, nachdem sie jahrelang vernachlässigt oder in ungenügender oder gar schädlicher Weise behandelt worden sind. Ich habe daher auch einige solche veralteten Fällen mit herausgesucht[1].

(Fall B. 23.) Am 4. II. 1896 wurde mir ein 2 Jahre 11 Monate alter Knabe mit Strab. conv. gebracht, der seit ca. 10—12 Monaten bereits schielte. Schielwinkel links 28°. Fixation war links vorhanden, die Sehschärfe aber so sehr gesunken, dass der Patient nach Verschluss des rechten Auges nicht imstande war, ein auf dem Boden liegendes Taschenmesser mit weissem Griff eher zu erkennen, als bis es dicht neben seinen Füssen lag. Abduktion links normal. Ordination: 1 % Atropinsalbe dreimal täglich beiderseits zur Skiaskopie.

11. II. Strab. conv. links mit Atropin 32°. Skiaskopisch: beiderseits + 2,75 D. sph. + 0,5 D. cyl. A. vert. Ordination: Brille + 2,25 D. + 0,5 D. cyl. A. vert., ausserdem 1 % Atropintropfen jeden Morgen nur in das rechte Auge.

3. III. Kind benutzt rechtes (atropinisiertes) Auge für die Ferne, linkes (nicht atropinisiertes) für die Nähe. Strab. conv. links mit Gläsern 20°. Ordination: Fortfahren.

9. IV. Derselbe Befund, Strab. conv. L. 17°. Ord.: Fortfahren.

29. V. Kind benutzt jetzt linkes (nicht atropinisiertes) Auge und dreht das rechte (atropinisierte) einwärts, sowohl für die Ferne wie für die Nähe. Ordination: Tropfen weglassen, nach einem Monat wieder vorstellen.

18. VI. Fast alternierendes Schielen, linkes Auge neigt eine Kleinigkeit mehr dazu. Strab. conv. links 16°. Ordination: Atropin nur rechts,

---

[1] Von den Krankengeschichten sind in der deutschen Ausgabe im Einverständnis mit dem Autor der Kürze wegen einige weggelassen worden.

Kapitel VIII. Zur Behandlung des Strabismus convergens etc.

jeden Morgen einen Monat lang, dann weglassen und nach 2—3 Wochen das Kind wieder vorstellen.

4. VIII. Strab. conv. 14°, alternierend. Fusionsübungen mit Amblyoskop. Kind sieht beide Bilder mit Leichtigkeit und vermag sie zuweilen zu verschmelzen.

7. VIII. Fusionsübungen.

10. VIII. Fusionsübungen. Kind bringt mit Leichtigkeit die Bilder zur Verschmelzung.

14. VIII. Fusionsübungen. Kind besitzt ziemliche Fusionsamplitude. Strab. conv. altern. 15°.

18. VIII. Fusionsübungen.

25. VIII. Schielt nicht mehr mit Gläsern. Die Mutter berichtet, dass die Augen seit der letzten Sitzung gerade blieben, obschon gelegentlich auf einen Augenblick das Auge nach innen gedreht wurde.

6. XI. Patient schielt jetzt nie mit Gläsern, obschon er es gelegentlich noch ohne tut, wie die Wärterin sagt. Weder mit noch ohne Gläser ist zurzeit Schielen zu erkennen.

8. X. 1897. Dem Kind geht es gut, es schielt nie.

29. IX. 1898. Brillenfassung zu klein, dieselben Gläser verordnet.

13. VI. 1901. (Alter 8 Jahre 3 Monate.) Ordination: Atropin zur Wiederholung der skiaskopischen Untersuchung.

20. VI. Skiaskopisch: Beiderseits + 2,25 D. sph. + 0,5 D. cyl. A. vert. Visus beiderseits $6/6$. Ordination: Gläser 0,5 D. weniger als Prüfung ergab, mit der Erlaubnis, sie abzunehmen, solange gespielt wird.

19. VIII. 1902. Seit der letzten Konsultation hat der Knabe die Gläser nur zu Schularbeiten benutzt, nie im Freien. Geschielt hat er nun seit Jahren nicht mehr.

(Fall B. 18.) 7. XI. 1895. Ein Mädchen von 2 Jahren 1 Monat, das seit seiner Erkrankung an Keuchhusten im Alter von 1 Jahr 4 Monaten geschielt hatte, wird zu mir gebracht. Strab. const. conv. rechts 33°. Zentrale Fixation im rechten Auge, doch sah es offenbar schlecht, wenn das linke verbunden war. Abduktion normal. Aufgewecktes, kluges Mädchen, einziges Kind. Mutter ebenfalls Strab. conv. rechts. Ordination: Atropin zur Skiaskopie.

13. XI. Skiaskopisch: rechts + 1,75 D. sph.; links + 1,25 D. sph. Schielwinkel rechts 26° in Atropin-Mydriasis. Ordination: Brille 0,25 D. weniger als Skiaskopie ergab; ausserdem 1 °/₀ Atropintropfen jeden Morgen nur für das linke Auge.

11. XII. Kind benutzt rechtes (nicht atropinisiertes) Auge für die Nähe, das linke (atropinisierte) Auge für die Ferne. Ordination: Fortfahren.

6. II. 1896. Status idem. Ordination: Fortfahren.

2. IV. Kind benutzt jetzt rechtes (nicht atropinisiertes) Auge sowohl für die Ferne wie für die Nähe und schielt mit dem atropinisierten linken Auge. Strab. conv. links 27° (mit Gläsern). Ordination: Atropin einstellen.

84   Kapitel VIII. Zur Behandlung des Strabismus convergens etc.

4. IV. Schielwinkel alterniert, (mit Gläsern) 22°. Fusionsübungen mit dem Amblyoskop; das Kind sieht mit Leichtigkeit beide Bilder, doch bin ich nicht sicher, ob es sie verschmilzt.

10. VI. Fusionsübungen; das Kind versteht jetzt, die Bilder ganz leicht zu verschmelzen.

19. VI. und 1. VII. Fusionsübungen.

7. VII. Fusionsübungen. Kind besitzt nunmehr mit dem Amblyoskop eine Fusionsamplitude von 10°—15°. Strab. conv. altern. 23° (mit Gläsern). Da das Fusionsvermögen gut entwickelt ist und die Ablenkung stationär bleibt, riet ich zur Operation, besonders da in Betracht des geringfügigen Refraktionsfehlers eine Brille entbehrt werden kann. Die Eltern ziehen vor, zu warten, bis Kind 3 Jahre alt ist. Fusionsvermögen des Kindes wird mit dem Amblyoskop monatlich einmal geübt bis

5. X. (Alter 3 Jahre.) Strab. conv. altern. 22° (mit Gläsern). In Chloroformnarkose lagerte ich den rechten Externus vor (nach der im Kap. XI beschriebenen Methode). Täglich Verbandwechsel.

12. X. Nähte entfernt.

3. XI. Rechtes Auge wird nicht ganz so weit wie linkes geöffnet, Konjunktiva immer noch etwas gerötet. Kein Schielen mehr, das Kind hat vollkommenes binokulares Sehen. Natürlich hat es die Brille seit der Operation nicht getragen.

Ich sah das kleine Mädchen im Januar und Oktober 1897, im Juni 1899 und schliesslich am

12. XI. 1902. Ich schrieb an die Mutter, mir das Kind, das nun 9 Jahre alt ist, zu bringen. Es hat beiderseits Visus $6/6$, vollkommenes binokulares Sehen; erinnert sich nur dunkel, dass ihm je was an den Augen gefehlt hatte.

(Fall B. 192.) 20. XI. 1899. 23jährige Dame. Anamnese: Beginn des Schielens links im Alter von ungefähr 1 Jahr. Wurde von Zeit zu Zeit mit „Tropfen" behandelt. Mit ca. 4 Jahren wurden ihr Gläser verschrieben, seither immer Gläser getragen. Im Alter von 8 Jahren wurde das linke Auge operiert (Tenotomie).

Jetzt hat sie einen Strab. conv. mit und ohne Gläser von 16° links. Sehschärfe rechts (mit Glas) $6/6$. Linkes Auge hat zentrale Fixation eingebüsst, zählt Finger dicht vor den Augen. Als Folge der Tenotomie ist das linke Auge prominent, die Karunkel eingesunken. Skiaskopie in Homatropin-Mydriasis ergibt: rechts + 1 D. cyl. A. vert., links + 1,75 D. cyl. A. 70° unten aussen, annähernd für die Macula. Natürlich ist die Sehschwäche des linken Auges jetzt gänzlich unheilbar; die Dame wünscht nur die Entstellung beseitigt zu haben.

5. XII. Linker Externus mit Kokain vorgelagert (nach der im Kap. XI beschriebenen Methode).

20. XII. Es besteht noch eine geringe Rötung. Die Augen stehen völlig gerade, die Vorlagerung hat bewirkt, dass der linke Bulbus wieder seine richtige Lage in der Orbita einnimmt. Ordination: Klemmer mit Spiralfeder und + 1 D. cyl. A. vert.

14. VI. 1901. Augen sehen ganz normal aus, sowohl mit wie ohne Gläser.

Kapitel VIII. Zur Behandlung des Strabismus convergens etc. 85

(Fall A. 489.) **10. V. 1900.** Knabe von 3 Jahren 4 Monaten (Westham-Hospital) mit Strab. conv. links 34°; Fixation links verloren, Abduktion normal. Mutter sagt, er habe so ungefähr seit 1 Jahre geschielt. Ordination: Atropin zur Skiaskopie.

17. V. Strab. conv. links 27° in Mydriasis. Skiaskopie ergibt: Rechts + 3,75 D. sph. 0,75 D. cyl. A. 25° unten aussen; links annähernd dasselbe. Ordination: Brille zum dauernden Tragen rechts + 3,5 D. sph. 0,75 D cyl. A. 25 unten aussen. Links einstweilen + 3,5 D. sph. Ausserdem Verschluss des rechten Auges 1 Monat lang mit Wattebausch, der mittelst Heftpflasters zu befestigen ist.

14. VI. Links sichere zentrale Fixation. Ordination: 1 % Atropintropfen 1 Monat lang jeden Morgen nur für das rechte Auge.

12. VII. Kind benutzt jetzt rechtes (atropinisiertes) Auge für die Ferne, und dreht das linke einwärts. In der Nähe benutzt es das linke (nicht atropinisierte) und dreht das rechte Auge einwärts. Strab. conv. links 23°. Ordination: Fortfahren.

30. VIII. Kind benutzt rechtes Auge für die Ferne, linkes für die Nähe; werden die Gläser abgesetzt, dann fixiert es stets mit dem linken Auge und dreht das rechte (atropinisierte) einwärts.

25. X. Kind benutzt stets linkes (nicht atropinisiertes) Auge und dreht rechtes (atropinisiertes) einwärts, sowohl mit wie ohne Gläser. Ordination: Atropin weglassen, nach 1 Monat wieder vorstellen.

6. XII. Strab. conv. links 10°. Kind benutzt linkes Auge fast so gut wie rechtes. Fusionsübungen mit dem Amblyoskop.

13. XII. Fusionsübungen.

20. XII. Fusionsübungen; Kind verschmilzt Bilder, aber mit Schwierigkeit.

10. I. 1901. Fusionsübungen.

24. I. Fusionsübungen; Bilder sofort verschmolzen; leidliche Fusionsamplitude.

7. II. Kein Schielen mit Gläsern.

11. VII. Kein Schielen mit Gläsern. Werden die Gläser abgesetzt, dann zeigt sich in der Regel kein Schielen; lässt man das Kind jedoch nach einem Bilde im Buch schauen, dann dreht sich linkes Auge ca. 35° bis 40° nach innen und es gibt an, zwei Bücher zu sehen, eine spontane Bemerkung, die ohne Fragen erfolgte.

29. V. 1902. Kind schielt jetzt nie. Ordination: Atropin beiderseits, um Skiaskopieprüfung zu wiederholen.

7. VI. Skiaskopie ergibt: Rechts + 3,5 D. sph. + 0,75 D. cyl. A. 30° unten aussen; links + 3,5 D. sph. + 1 D. cyl. A. 30 unten aussen. Visus mit diesen Gläsern rechts 6/6, links 6/9. Ordination: Gläser 0,5 D. weniger als skiaskopischer Befund.

(Fall D. 832.) **6. V. 1902.** Ein 9½ jähriger Knabe wird nach dem Royal London Ophthalmic-Hospital gebracht, weil er mit dem rechten Auge nicht sehen könne. Der Vater gibt an, dass der Knabe beim Zahnen zu schielen anfing, worauf er nach einer Augenklinik gebracht ca. 1 Jahr lang eine Salbe (vermutlich Atropin) für beide Augen erhielt; mit 3½ Jahr bekam

86 Kapitel VIII. Zur Behandlung des Strabismus convergens etc.

er Gläser, die das Schielen „allmählich heilten, jedoch sei es mit dem Sehen des früher schielenden Auges fast aus".
Knabe trägt $+ 4$ D. sph. beiderseits. Die Sehschärfe (mit Gläsern) beträgt rechts: Fingerzählen auf 60 cm; links $6/9$. Fixation ist rechts natürlich verloren. Strab. const. rechts 4^0 mit Gläsern. Abduktion rechts normal. Ordination: Atropin zur Skiaskopie.
9. V. Skiaskopie ergibt links $+ 4$ D. sph. $+ 1$ D. cyl. A. vert. Rechts annähernd dasselbe. Visus zeigt mit diesen Gläsern rechts keine Besserung, links $6/6$. Ordination: Gläser 0,5 D. geringer als skiaskopischer Befund. Die Sehschwäche besteht bereits so lange, dass der Versuch, die Sehkraft des rechten Auges wiederherzustellen, gänzlich aussichtslos ist.

(Fall B. 3). Am 22. V. 1893 beobachtete ich ein Mädchen von 1 Jahr 5 Monaten mit einem Strab. conv. rechts von ca. 35^0, dass seit 6—7 Monaten bereits schielte. Das rechte Auge hat zentrale Fixation nicht eingebüsst. Ordination: Atropin zur Skiaskopie.
25. V. Skiaskopisch je $+ 4$ D. sph. Ordination: Gläser beiderseits $+ 3,5$ D.; ausserdem 1% Atropintropfen jeden morgen nur für das linke Auge.
26. VI. Brille wird gut vertragen. Lässt man das Kind einen nahen Gegenstand betrachten, dann benutzt es das rechte (nicht atropinisierte) Auge und dreht das linke (atropinisierte) einwärts. Sonst zeigt es einen Strab. conv. rechts von ca. 30^0. Ordination: Mit Tropfen für das linke Auge allein fortfahren.
28. VII. Kind benutzt linkes (atropinisiertes) Auge für die Ferne, das rechte (nicht atropinisierte) für die Nähe. Werden die Gläser abgenommen, dann benutzt es stets das rechte Auge und schielt mit dem (atropinisierten) linken. Ordination: Fortfahren.
5. IX. Kind benutzt stets rechtes Auge und schielt mit dem (atropinisierten) linken, sowohl für die Nähe wie Ferne. Ordination: Atropin einstellen.
23. IV. 1894. Strab. conv. beinahe alternierend; fixiert häufiger mit dem früher schielenden, rechten Auge. Strab. conv. von 21^0.
6. XI. 1895. Da ich nach dem Ausland verreist war, blieb das Kind länger als wünschenswert ohne Behandlung. Strab. conv. links von 13^0. Ordination: Atropin zur Wiederholung der Skiaskopieprüfung.
13. XI. Skiaskopisch $+ 3,5$ D. sph. $+ 0,5$ D. cyl. A. vert. beiderseits. Ordination: Gläser 0,5 D. weniger als skiaskopischer Befund. Da das Kind nun konstant mit dem linken (ursprünglich fixierenden) Auge schielt, lasse ich Atropin jeden morgen nur in das rechte Auge einträufeln.
27. XI. Rechtes (atropinisiertes) Auge wird für die Ferne, linkes (nicht atropinisiertes) für die Nähe benutzt. Ordination: Fortfahren.
20. XII. Kind benutzt fast stets linkes Auge jetzt lieber als das rechte (atropinisierte). Ordination: Atropin einstellen.
15. I. 1896. Strab. conv. fast alternierend von 11^0. Fusionsübungen mit dem Amblyoskop.

Kapitel VIII. Zur Behandlung des Strabismus convergens etc. 87

20. I. Fusionsübungen. **27. I.** Fusionsübungen. Kind verschmilzt Bilder.
4. II. Fusionsübungen. Kind hat geringe Fusionsamplitude.
13. II. Fusionsübungen. Beträchtliche Fusionsamplitude.
20. II. Kind hat wiederholt behauptet, zwei Gesichter etc. seit der letzten Konsultation zu sehen. Fusionsübungen.
27. II. Kein Schielen mehr.
5. VI. Kein Schielen mit Gläsern. Strab. conv. mit Diplopie, sowie Gläser abgenommen werden. Doppelbilder sind so lebhaft, dass das Kind sie sofort bemerkt.
19. X. 1898. Brille zu klein. Ordination: Dieselben Gläser in grösserer Fassung. Man sieht das Kind jetzt niemals schielen. Visus rechts $6/6$, links (das ursprünglich fixierende) Auge $6/9$ mit Leichtigkeit, $6/6$ zum Teil.
24. X. 1902. Auf meine Bitte bringt mir die Mutter das nunmehr 9 Jahre 10 Monate alte Kind wieder zur Untersuchung. Es besitzt den dritten Grad binokularen Sehens mit reichlicher Fusionsamplitude und schielt jetzt nie, weder mit noch ohne Gläser. Des Refraktionsfehlers wegen muss Patientin natürlich stets Gläser tragen, doch habe ich es ihr gestattet, sie beim Tanzunterricht und Turnen beiseite zu legen.

(Fall A. 503.) Am **7. VI. 1900** wurde mir das 5 Monate alte Mädchen[1]) nach dem Westham-Hospital gebracht. Seit dem 12. Jahr hat es konstant mit dem linken Auge geschielt. Es besteht links Strab. conv. von ca. 25° (schwankt). Links keine Fixation, Abduktion normal. Ordination: Andauernder Verschluss des rechten Auges mittelst Wattebausch und Binde auf 14 Tage; ausserdem 1 % Atropinsalbe dreimal täglich beiderseits zur Skiaskopie.
21. VI. Sichere zentrale Fixation links. In Mydriasis schwankt der Schielwinkel von 20°—40°. Skiaskopisch: rechts $+ 5,5$ D. sph., links $+ 6,5$ D. sph. Ordination: eine derartige Brille wie sie auf S. 62 beschrieben wurde, mit rechts $+ 5$ D., links $+ 6$ D. Ausserdem 1 % Atropinsalbe jeden Morgen nur in das rechte Auge zu streichen.
16. VII. Brille gut vertragen; Kind scheint sich ihrer gar nicht bewusst zu sein. Beim Fernsehen kein Schielen. Beim Blick auf nahe Gegenstände dreht sich das rechte (atropinisierte) Auge nach innen. Ordination: Atropin einstellen.
8. X. Keine Ablenkung mit Gläsern; werden sie abgelegt, dann dreht sich das linke Auge unterschiedlich einwärts, in der Regel ca. 30°.
9. V. 1901. Kein Schielen mit Gläsern.

---

[1]) Am 23. X. 1902 wurde mir die Schwester dieser Patientin, ein Säugling von 14 Wochen, ebenfalls nach dem Westham-Hospital gebracht. Sie hatte Strab. conv. links von ca. 30°. Am 30. X. Skiaskopie in Mydriasis: beiderseits $+ 6$ D. Ich verschrieb $+ 5,5$ D. und schickte sie zum Optiker Hawes (Leadenhall Str.), der ihr eine Brille anpasste, wie sie S. 62 beschrieben wurde. Als ich das Kind am 6. XI. sah, trug es die Brille seit zwei Tagen und sah recht vergnügt dabei aus.

88 Kapitel VIII. Zur Behandlung des Strabismus convergens etc.

3. X. Brille zu klein. Ordination: Gläser in neue Fassung.

28. VII. 1902. Brille vor 10 Tagen verloren gegangen. Das Kind schielt jetzt nicht mehr, selbst ohne Gläser nicht. Ordination: Dieselben Gläser.

25. IX. Kein Schielen weder mit noch ohne Gläser. Wurde ein brennendes Zündholz in der Dunkelkammer vor die Augen des Kindes gehalten, so fixierte es sofort das Licht. Ein Prisma, Basis nach aussen, wurde dann dem einen Auge vorgeschoben, das, wie man beobachten konnte, sofort eine geringe Innenrotation ausführte (um die Bilder des Lichts zu verschmelzen), ein Zeichen, dass das Kind binokular sah.

(Ich bin nicht der Ansicht, dass Hypermetropen in den ersten 3 bis 4 Lebensmonaten, um deutlich zu sehen, in der Regel eine andauernde Akkommodationsanstrengung ausüben. Doch trifft dies für manche Kinder, wie z. B. dieses Mädchen, zu. Die abnorme Akkommodationsanstrengung bewirkte eine abnorme dynamische Konvergenz, der eine statische Konvergenz bald nachfolgte, zu einer Zeit, wo das Fusionsvermögen normalerweise noch keine grossen Fortschritte in der Entwickelung gemacht hatte. Dadurch, dass das Kind eine Brille bekam und so die Ansprüche auf seine Akkommodation herabgesetzt wurden, gelang es, innerhalb 4—5 Wochen die Sehachsen wieder parallel zu richten, was die natürliche Entwickelung des Fusionsvermögens zuliess. Trotz des hochgradigen Refraktionsfehlers ist das Kind vollkommen geheilt, mag es Gläser tragen oder nicht. Nur eine wirkliche Muskellähmung wäre imstande, künftig ein Schielen bei diesem Kinde hervorzurufen.

Hätte ich den in den Lehrbüchern gegebenen Rat befolgt, abzuwarten bis das Kind „alt genug sei, um Gläser zu tragen", dann hätte es bis dahin unheilbar geschielt und das linke Auge wäre fast ganz blind geworden.)

(Fall B. 227.) **16. V. 1900.** Mädchen von 16 Jahren. Das rechte, fast blinde Auge steht nach aussen und unten, es prominiert stark — eine greuliche Entstellung, die Folge von zwei Tenotomien vor 6 Jahren.

Anamnese. Keuchhusten bald nach 1 Jahr; während der Genesung drehte sich das rechte Auge nach innen. Pat. wurde sofort zum Augenarzt gebracht und erhielt, da sie als zu jung für Gläser erachtet wurde, Atropintropfen für beide Augen. $1^{1}/_{2}$—2 Jahr lang wurden die Tropfen in beide Augen geträufelt (wie oft hat man Gelegenheit, diese unheilvolle Anamnese zu erheben). Bald nach dem 3. Jahr wurden ihr Gläser verschrieben; im Alter von 10 Jahren wurde das rechte Auge in London operiert (Tenotomie des Internus), 1 Jahr darauf zum zweitenmal in Deutschland. Nach der zweiten Operation stand das rechte Auge gerade, drehte sich aber bald darauf nach aussen unten, eine Stellung, die allmählich zunahm.

Zur Zeit prominiert das rechte Auge sehr stark; nach aussen steht es $28°$, nach unten $10°$. Handbewegungen dicht am Gesicht werden gerade noch erkannt. Adduktionsfähigkeit fehlt rechts. Sie trägt Brille mit $+1{,}75$ D. sph. beiderseits. Visus links $6/6$ sowohl mit wie ohne Glas. Skiaskopie in Homatropin-Mydriasis links $+2{,}25$ D, rechts $+3{,}5$ D. annähernd an der Macula.

Kapitel VIII. Zur Behandlung des Strabismus convergens etc. 89

Natürlich ist die Sehschwäche des rechten Auges jetzt völlig unheilbar.

Um die Entstellung zu beseitigen, riet ich, zuerst der Divergenz operativ beizukommen und die vertikale Ablenkung später in Angriff zu nehmen.

21. V. Nach Kokainisierung präparierte ich die Häute vom Bulbus nasalwärts, von der Nähe des Limbus bis zur eingesunkenen Karunkel frei. Den Internus entdeckte ich hinter der eingesunkenen Karunkel, nahe der medialen Orbitawand; er war in keiner Weise mit dem Bulbus verwachsen. Da der Muskel sehr dürftig aussah, beschloss ich, Konjunktiva und Kapsel ebenfalls vorzulagern. Diese sämtlichen Häute fasste ich mit einer Pinzette und zog sie zwischen die Branchen einer Vorlagerungspinzette nach Prince. Darauf befestigte ich sie nach meiner gewöhnlichen Methode (S. 123) am zirkumkornealen Bindegewebe, so dass das Auge in geringer Konvergenzstellung stand.

15. VI. Vorlagerung des rechten Rectus sup.

30. VI. Auge noch etwas gerötet. Die Vorlagerungen haben bewirkt, dass das Auge wieder seine richtige Lage in der Orbita einnimmt. Bei den gewöhnlichen Blickrichtungen erscheinen beide Augen gerade. Blickt die Patientin jedoch mehr als 15° nach rechts, dann macht das rechte Auge die Bewegungen des linken nicht mehr mit, was darauf beruht, dass ich infolge der dürftigen Beschaffenheit des Internus ihm nicht trauen konnte und genötigt war, die Häute mitvorzulagern. Doch ist es eine Kleinigkeit für die Patientin, diesen Fehler zu verbergen, indem sie weite Exkursionen nur zu vermeiden braucht. Ich verschrieb Klemmer + 2 D. sph.

5. VII. 1902. Patientin trägt die Gläser nicht im Freien, aber stets im Hause. Die Augen sehen vollkommen natürlich aus.

(Fall B. II. 57.) 13. I. 1902. Mädchen von 11 Jahren 5 Mon. Anamnese: Schielbeginn links mit dem 6. Jahr, seither konstant mit diesem Auge geschielt. Mit ca. 8 Jahren bekam es Gläser. April 1899 wurde der linke Internus tenotomiert und im Juni darauf auch der rechte.

Jetzt Strab. conv. links 15° mit Gläsern. Visus (mit Gläsern) je $6/6$. Schwache Diplopie, wenn es die Aufmerksamkeit darauf lenkt. Die Prüfung des Fusionsvermögens mit dem Amblyoskop ergibt, dass die Bilder leicht verschmolzen werden, dass die Patientin jedoch fast keine Fusionsamplitude besitzt.

24. I. Skiaskopie ergibt in Mydriasis: beiderseits + 3,5 D. sph. + 1,5 D. cyl. A. 30° unten aussen, was den Gläsern, die sie trug, ungefähr entspricht.

12. II. Die letzten 24 Stunden sind die Gläser auf meine Anordnung nicht getragen worden. Bei fixierendem rechten Auge und ohne Gläser beträgt die Ablenkung 22°, bei fixierendem linken Auge 35° (schätzungsweise mit Spiegelprobe).

Vorlagerung des linken Externus (Kokain und Adrenalin), natürlich ohne Tenotomie des Internus. Nach der Operation sind die Augen gerade.

19. II. Nähte entfernt.

28. II. Spiegelprobe ergibt binokulare Fixation, sowohl mit wie ohne Gläser.

18. VI. Seit der Operation habe ich experimenti causa andauernd Versuche angestellt, das Fusionsvermögen zu erziehen, aber natürlich ohne Erfolg. Sie besitzt jetzt genau denselben geringen Grad Fusionsvermögens, den sie beim Beginn des Schielens besass, und den sie seither auch immer hatte, weder mehr noch weniger. Jedoch hat eine genau ausgeführte Vorlagerung sie in den Stand gesetzt, dieses schwache Fusionsvermögen zu gebrauchen. Die Augen stehen vollkommen gerade und das Kind verfügt über einen gewissen binokularen Sehakt.

Der Grund, weswegen die Sehschärfe des Schielauges eine so gute ist, besteht in dem ungewöhnlich späten Beginn der Ablenkung. Amblyopie durch Nichtgebrauch wird so gut wie nie nach dem 6. Lebensjahr erworben.

Kapitel IX.
Strabismus divergens.

Der Strabismus divergens concomitans weist zwei getrennte Arten auf, die sich bezüglich der Pathologie, der sachgemässen Behandlung, sowie der Prognose wesentlich unterscheiden. Sie lassen sich als myopische und neuropathische Art bezeichnen.

Strabismus divergens myopicus.

Am häufigsten tritt die Divergenz im Alter von ungefähr 10 bis 12 Jahren in die Erscheinung; sie kann monokular oder alternierend sein, verbreiteter ist die erstere Form. In der Regel stellt es sich heraus, dass die Kurzsichtigkeit des Patienten seit 4—5 Jahren bereits besteht und im Zunehmen begriffen ist, so dass zur Zeit des Erscheinens der Divergenz eine Myopie von vielleicht 7--8 D. vorhanden ist. Das Fusionsvermögen ist in der Regel gut entwickelt, doch habe ich es bisweilen mangelhaft gefunden. Selten ist die Abweichung eine konstante; im Augenblick können die Augen gerade stehen und der Patient binokular sehen, im nächsten zeigt das eine oder das andere Auge hochgradige Divergenz. Niedere Grade divergierenden, myopischen Schielens sind selten.

Auf Grund meiner Beobachtungen und durch sorgfältiges Befragen vieler meiner intelligenteren Patienten nehme ich an, dass

Kapitel IX. Strabismus divergens.

sich die Entstehung eines solchen Schielens für gewöhnlich folgendermassen abspielt: Bald nach dem ersten Schulbesuch stellt es sich heraus, dass das Kind Schwierigkeiten hat, die Wandtafel zu sehen; es wird ihm ein Platz vorn zuerteilt, weiter geschieht nichts. Einige Jahre später, sagen wir mit 12 oder 13 Jahren, hat die Myopie so stark zugenommen, dass der Fernpunkt sehr nahe dem Auge liegt. Entfernte Gegenstände erscheinen alle verschwommen; beim Lesen muss das Buch so dicht an die Augen herangehalten werden, dass es dem Kinde sehr schwer hält, in dem notwendigen Masse ruhig zu konvergieren. Es klagt darüber, dass die Wörter „ineinander laufen", und ermüdet rasch. Gewöhnlich erfährt man, dass das Kind um diese Zeit die Entdeckung machte, dass das Lesen ganz gut mit dem einen Auge geschehen konnte, wenn das andere mit der Hand verdeckt wurde. Wie dem auch sei, das Kind gibt den Kampf auf und lässt das eine Auge nach aussen abweichen, während es mühelos mit dem anderen weiterliest. Anfangs besteht keine wirkliche Divergenz — nur ein Unvermögen zu konvergieren, solange das andere Auge dem Nahesehen obliegt. Als Folge der brachliegenden Konvergenz zeigt sich jedoch eine Schwäche dieser Funktion, so dass jedes der beiden Augen divergiert, wenn es verdeckt oder das andere zum Nahesehen verwendet wird.

Ist das myopische Auge einmal divergent geworden, so findet beim Lesen keine Diplopie statt, da das divergente Auge nach der verschwommenen Ferne gerichtet ist. Blickt der Patient vom Buche weg, dann erholt sich anfangs stets das divergente Auge; wenn sich jedoch diese Angewohnheit mit der Zeit befestigt hat, so bleibt das Auge auch beim Fernsehen stark divergent. Das im fixierenden Auge entstehende Bild entfernter Gegenstände ist an sich schon verschwommen und undeutlich, so dass das ganz schwache, exzentrisch gelegene Bild des divergierenden Auges keine Fusionstendenz erzeugt. Erlangt jedoch das divergierende Auge zum Teil seine normale Stellung, so dass es ein mehr zentral gelegenes Bild des Gegenstandes empfängt, nach dem das fixierende Auge gerichtet ist, dann bewirkt der Wunsch, diese beiden verschwommenen Bilder zu verschmelzen, dass sich die Augen gerade richten. So ist es vermutlich zu erklären, warum in einem Fall von myopischen, divergierenden Schielen die Augen zuweilen gerade, zuweilen stark divergent stehen, aber fast nie nur in geringem Masse divergent sind.

Die Behandlung dieser Strabismusform besteht in der genauen

Korrektion der Myopie und des myopischen Astigmatismus. Der Patient soll die Gläser beständig tragen, sowohl für die Nähe wie für die Ferne. Anfangs klagen die Patienten darüber, dass die Gläser den Druck sehr klein erscheinen lassen. Kinder gewöhnen sich bald an die Gläser; Myopen jedoch, die erst nach dem 12. oder 14. Lebensjahr mit dem Gläsertragen anfangen, brauchen in manchen Fällen eine zweite Nahebrille, die um 2 oder 3 D. schwächer ist als das Fernglas. Denn ihre Akkommodationsfähigkeit hat aus Mangel an Übung nachgelassen. Eine Brille, mit der der Patient deutlich zu sehen vermag, bewirkt in der Regel ein rasches Verschwinden des Schielens in leidlich frischen Fällen und gelegentlich selbst da, wo das Schielen viele Jahre lang bestand. Andererseits ereignet es sich häufig, dass infolge des fortgesetzten Nichtgebrauchs der Funktion der dynamischen Konvergenz die statische eine Schwächung erleidet, so dass diese zu einer negativen Grösse wird und eine Tendenz zum divergieren zurückbleibt. So lange beide Augen geöffnet sind und die Brille getragen wird, verhindert das Fusionsvermögen jede Abweichung; wird jedoch das eine Auge einen Augenblick verdeckt, dann divergiert es möglicherweise und bleibt noch eine Sekunde oder zwei nach Wegnahme des Schirmes divergent.

Ein operativer Eingriff ist selten nötig. In manchen Fällen jedoch, gewöhnlich solchen, die schon lange bestanden haben und deren statische Konvergenz sehr mangelhaft ist, trägt eine Vorlagerung des einen oder beider Interni viel zur Linderung bei.

Man darf nicht vergessen, dass diese Fälle mit einer muskulären Exophorie (siehe Kap. X) vergesellschaftet sein können.

Infantiler Strabismus divergens myopicus ist, wenn man Fälle von Buphthalmus ausschliesst, sehr selten; ich besitze nur über 7 Fälle Aufzeichnungen. Bei sechs von ihnen betrug das jeweilige Alter, in dem die Abweichung zuerst auftrat, $2^1/_4$, $2^1/_2$, 3, 2 Jahre 1 Monat, 1 Jahr 10 Monate und 3 Jahre. Diese Fälle unterschieden sich vom monokularen, konvergierenden Schielen nur in der Art des Refraktionsfehlers und in der Richtung des Schielens. Die Behandlung war derjenigen ähnlich, die ich beim Strabismus convergens anwandte.

Strabismus divergens neuropathicus.

Die Divergenz, die fast stets auf die Kindheit zurückgreift, kann konstant oder periodisch, monokular oder alternierend sein. In den konstanten Fällen fehlt das Fusionsvermögen vollständig. In den periodischen ist ein schwacher Grad von binokularem Sehen vor-

Kapitel IX. Strabismus divergens.

handen, solange die Augen gerade stehen; sowie ein Auge divergiert, entsteht gewöhnlich Diplopie. Die Refraktion ist in der Regel eine normale. In den konstanten, monokularen Fällen kann erworbene Amblyopie bestehen; ein anderesmal ist die Sehschärfe beider Augen normal. Der Grad der Divergenz schwankt bedeutend, selbst in einem Falle, wo diese beständig vorhanden ist. Die dynamische Konvergenzfähigkeit ist mangelhaft und wechselt von Zeit zu Zeit in ausserordentlicher Weise; an einem Tag kann sie vielleicht ganz normal sein, einige Tage danach kann es den ausdauerndsten Bemühungen nicht gelingen, die geringste Konvergenzbewegung hervorzurufen. Bei diesen neuropathischen, divergierenden Schielformen pflegt die Assoziation zwischen Akkommodation und Konvergenz eine sehr geringe zu sein. Nicht selten beobachtet man einen Patienten, der fast immer imstande ist, die fehlerhafte Stellung seines divergenten Auges ohne besondere Anstrengungen willkürlich zu korrigieren, der aber gewohnheitsmässig das Auge divergieren lässt, wenn er z. B. 4 oder 5 D. Akkommodation für die Nähe aufwendet. Bei jungen Leuten ist die Beweglichkeit jedes einzelnen Auges fast immer nach allen Richtungen normal; in Fällen, die lange bestanden haben, ist die isolierte Innenrotation gewöhnlich mangelhaft.

Die mit neuropathischer Divergenz behafteten Patienten sind oft kluge, intelligente Leute von rascher Auffassung, aber fast immer „nervös" und zart besaitet. Häufig trifft man dieselbe Augenanomalie bei anderen Familienmitgliedern; sehr oft kommt Epilepsie oder eine Geisteskrankheit in der Aszendenz vor.

Die Behandlung des Strabismus divergens neuropathicus ist nicht befriedigend. Es besteht selten ein irgend nennenswerter Refraktionsfehler und selbst, wenn einer da ist, hat dessen Korrektion keinen Einfluss auf die Divergenz. Amblyoskopübungen gelingt es fast niemals, einen Wunsch nach binokularem Sehen hervorzurufen, so früh auch der Patient zur Beobachtung kommen mag. Nur in zwei Fällen von 3 Jahren 3 Monaten bezw. 3 Jahren 10 Monaten ist es mir geglückt, mittelst Fusionsübungen den Fehler zu beseitigen. Praktisch bleibt als einziger therapeutischer Ausweg, um die Entstellung zu beseitigen, die Operation. Der eine oder beide Interni sollten vorgelagert werden. Nur dann ist gleichzeitig eine Tenotomie des Externus vorzunehmen, wenn die Abduktionsfähigkeit deutlich grösser als normal ist. Ist die Fähigkeit der Innenrotation ganz ausgesprochen mangelhaft, dann ist eine Muskelkapselvorlagerung am Platze.

Nicht-konkomitierende divergierende Schielformen (mit Ausschluss der paralytischen).

Divergenz bei exzessiver Myopie. In Fällen von progressiver, sehr hochgradiger Myopie findet man recht häufig die Sehachsen divergent. Solche Fälle sind von dem gewöhnlichen myopischen Strabismus divergens gänzlich verschieden. Sie sind nicht-konkomitierend. Die Beweglichkeitsbreite beider Augen ist nach allen Richtungen unternormal. Die Divergenz beginnt unmerklich und nimmt bis ca. 60^0 langsam zu. Man ist für gewöhnlich der Ansicht, dass die Divergenz mechanisch zustande kommt dadurch, dass die eiförmigen Bulbi ihre langen Achsen der divergierenden Stellung der Orbitae anpassen. Diese Erklärung halte ich auch für richtig; erhöhte Spannung der Externi scheint kein wichtiger Faktor dabei zu sein, da ich in drei Fällen dieser Art beobachtet habe, wie beide Externi erfolglos tenotomiert worden waren.

Divergenz erblindeter Augen. Sind beide Augen erblindet, dann werden sie fast ausnahmslos divergieren. Ist nur das eine Auge blind, so wird sich sein Verhalten in einem gewissen Masse nach der Refraktion des sehenden Auges richten; wenn dieses normal oder myopisch ist, dann wird das blinde Auge in der Regel divergieren, und konvergieren, wenn das andere ausgesprochen hypermetropisch ist.

Ist die Refraktion des einen Auges normal oder fast normal, während das andere Auge hochgradigst myopisch ist, so ist das letztere im praktischen Sinne, da eine optische Korrektion fehlt, ein blindes Auge und wird sich so verhalten.

Wenn in einem Fall von konvergierendem Schielen das Schielauge sehr amblyopisch geworden ist, so kann dieses blinde Auge in späteren Jahren divergent werden, auch ohne dass eine Tenotomie ausgeführt worden wäre.

Sekundäre Divergenz nach Tenotomie des Internus. Wie bereits auseinandergesetzt wurde, bewirkt das dauernde Gläsertragen in einem grossen Prozentsatz von konvergierenden Schielfällen mit Hypermetropie allmählich eine Verringerung der Konvergenz der Sehachsen. Früher war es Sitte, in fast allen Fällen von Strabismus convergens den Internus zu tenotomieren, ohne nach dem Refraktionsfehler überhaupt zu fragen. Solche Hypermetropen, die in der Folge zur Verbesserung der Sehschärfe Konvexgläser zu tragen begannen, waren der Gefahr zu divergieren nicht wenig ausgesetzt.

Wird die Tenotomie nur in solchen Fällen ausgeführt, in denen die optische Korrektion keine Hilfe brachte, so ist die Gefahr wesentlich geringer. Aber selbst dann kann ein Fall mit Divergenz gelegentlich vorkommen. Gewöhnlich verbindet sich das durchgeschnittene Ende der Sehne mit dem alten Ansatz vermittelst eines unregelmässigen Stückes Narbengewebe, welches späterhin sich ausdehnen kann oder nicht. Tenotomie nennt man auch eine „Rücklagerung" der Sehne, weil man annimmt, dass sich die Sehne weiter zurück unmittelbar wieder an den Bulbus festsetzt. Ich glaube, dies kommt nach einer sauber ausgeführten Tenotomie selten vor. Manchmal setzt sich die Sehne überhaupt nicht wieder an den Bulbus an. In diesem Fall kann es vorkommen, dass der Arzt den Muskel nicht mehr findet, es sei denn, dass er weiss, wo er ihn zu suchen hat. Das vordere Ende liegt nämlich hinter der eingesunkenen Karunkel, der medialen Orbitalwand angelehnt (siehe auch S. 89).

Kapitel X.

Heterophorie.

Sieht jemand mit einem völlig normalen Augenpaar ruhig nach irgend einem Gegenstand, dann werden beide Sehachsen auch dann fortfahren, sich genau nach dem Gegenstand zu richten, selbst wenn das eine Auge verdeckt wird. Mit anderen Worten, seine motorischen, im völligen Gleichgewicht befindlichen Koordinationen sind imstande, die normalen Blickrichtungen der Augen zueinander aufrecht zu erhalten, selbst wenn ihnen der regulierende Einfluss des Fusionsvermögens zeitweilig entzogen wird. Diesen Zustand des vollkommenen motorischen Gleichgewichts nennt man Orthophorie.

Heterophorie dagegen ist die Bezeichnung für den Zustand des unvollkommenen motorischen Gleichgewichts; es besteht eine gewisse Tendenz, dass die Augen von ihren normalen Blickrichtungen zueinander abweichen. Für gewöhnlich jedoch wird diese Tendenz durch das Fusionsvermögen im Zaum gehalten, so dass ein Schielen nicht aufkommt. Wird der binokulare Sehakt aber zeitweise unmöglich, z. B. durch Bedecken eines Auges, dann hat diese Tendenz eine wirkliche Abweichung zur Folge.

Heterophorie, die gross genug ist, um lästig zu fallen, ist recht ungewöhnlich; bei jenen, die an „asthenopischen Beschwerden" leiden, lässt sich nur in einem sehr kleinen Prozentsatz nachweisen, dass die Symptome auf Heterophorie beruhen. Gelegentlich jedoch trifft man einen Patienten, der über Schmerzen und Druck in den Augen klagt, dessen Refraktion wiederholt geprüft worden ist und der jahrelang bereits Gläser getragen hat, um irgend einen unbedeutenden Refraktionsfehler zu korrigieren, ohne dass seinen Beschwerden Linderung verschafft wurde. Ein solcher Patient hat in der Regel Heterophorie, deren Korrektion die Beschwerden unmittelbar und dauernd beseitigt.

Heterophorie beruht darauf, dass ein Muskel oder eine Muskelgruppe im Verhältnis zu dem Antagonisten zu schwach oder zu stark ist, oder auf einer abnormen Ansatzstelle der Sehne, wodurch die Wirksamkeit des Muskels in mechanischer Hinsicht der Norm gegenüber gewinnt oder verliert; oder darauf, dass ein Muskel bezw. eine Muskelgruppe zu schwach oder zu kräftig innerviert ist. Wir sind in der Regel nicht imstande zu entscheiden, ob die Muskeln selbst oder deren Innervation daran schuld sind, wir können nur sagen, dass gewisse Funktionen mangelhaft bezw. übermässig ausgebildet sind. Heterophorie ist demnach im wesentlichen eine motorische Anomalie.

Schielen[1]) dagegen beruht im wesentlichen auf einem mangelhaft entwickelten Fusionsvermögen. Bei Gegenwart dieser grundlegenden Ursache kann eine Heterophorie dauerndes Schielen veranlassen, andernfalls aber nicht.

Es gibt eine scheinbare Ausnahme zu dieser Behauptung, es kann jemand, der sich bisher eines vollkommenen binokularen Sehaktes erfreute, eine solche Herabsetzung der Sehschärfe des einen Auges infolge progressiver Myopie, Verletzung oder Erkrankung erleiden, dass ein binoku-

---

[1]) In Amerika wird Schielen vielfach „Heterotropie" genannt und oft in der Art erwähnt, wie wenn es weiter nichts als ein späteres Stadium der Heterophorie sei. Ich habe mich des Ausdrucks „Heterotropie" enthalten, um ein derartiges Missverständnis zu vermeiden. Immerhin lässt sich gegen den Ausdruck nichts einwenden, vorausgesetzt, dass Klarheit darüber besteht, dass zwischen der Pathologie beider Zustände scharf zu unterscheiden ist, wenn auch sehr häufig Heterophorie und Heterotropie nebeneinander vorhanden sind.

lares Sehen unmöglich wird. Jede etwa vorhandene Heterophorie wird in diesem Fall ein manifestes Schielen hervorrufen, obwohl die zerebrale Funktion der Fusion normal geblieben ist.

Heterophorie ist der Gattungsname für jede latente Tendenz zur Abweichung. Um die Richtung dieser Tendenz zu bezeichnen, bedient man sich besonderer Namen:

Esophorie bedeutet eine Tendenz zur abnormen statischen Konvergenz der Sehachsen,

Exophorie eine Tendenz zur Divergenz der Sehachsen,

Hyperphorie eine Tendenz beider Augen, sich in vertikaler Richtung nach entgegengesetzter Richtung zu bewegen, so dass die eine Sehachse in einer höheren Ebene als die andere liegt. Das nach oben rotierte Auge nennt man das hyperphorische.

Cyklophorie bedeutet eine Tendenz des einen oder beider Augen zur abnormen Rotation um eine sagittale Achse, so dass der eigentliche vertikale Augenmeridian der Medianebene des Kopfes nicht mehr parallel liegt. Sie heisst positiv, wenn der vertikale Meridian sich von der Meridianebene oben entfernt, negativ im umgekehrten Fall.

Pseudo-Heterophorie. Bei unkorrigierter Ametropie besteht in der Regel eine scheinbare Heterophorie, die mit dem Tragen der geeigneten Korrektionsgläser verschwindet. Den Ausdruck Heterophorie sollte man für solche Fälle reservieren, in denen die Anomalie nach Korrektion eines etwa vorhandenen Refraktionsfehlers weiter besteht.

Jeder nicht unbedingt emmetropische Patient sollte während der Untersuchung eine genaue Korrektion seiner Ametropie tragen. Die erwähnte, unechte Heterophorie verschwindet jedoch nicht immer unmittelbar nach Korrektion des Refraktionsfehlers, so dass man nicht berechtigt ist, bei hochgradiger Ametropie sofort anzunehmen, dass jede etwa vorgefundene Heterophorie eine echte sei. In diesem Fall sind die Ergebnisse durch eine nochmalige Untersuchung zu kontrollieren, nachdem die Korrektionsgläser mehrere Wochen hindurch getragen worden sind.

Die Symptome der Heterophorie sind diejenigen der Augenermüdung im allgemeinen, nämlich Stirnkopfschmerz, der sich gegen Abends einstellt, Augenschmerzen, die bei gespannter Aufmerksamkeit, z. B. im Theater auftreten, Schwindel (der besonders mit Hyperphorie vergesellschaftet ist), konjunktivale Hyperämie etc. Bei den höheren Graden der Heterophorie ist momentanes Doppelsehen nicht selten.

Asthenopische, auf genaue optische Korrektion eines etwa vorhandenen Refraktionsfehlers nicht weichende Symptome sollten stets eine Prüfung des motorischen Gleichgewichts der Augen veranlassen, sofern sie nicht bereits stattgefunden hat.

Was die Beschwerden der Heterophorie betrifft, so verhalten sich die einzelnen Patienten ausserordentlich verschieden, genau so wie auch einem Refraktionsfehler gegenüber. Ceteris paribus ist Hyperphorie diejenige Form der Heterophorie, die am ehesten zu Störungen Veranlassung gibt; das Gegenteil trifft für Esophorie zu. Man hat nicht selten Gelegenheit, einen Patienten zu beobachten, der mehrere Grad Esophorie zeigt und sich keiner Anomalie bewusst ist, wohingegen wenig Leute eine Hyperphorie von mehr als 1^0 ohne Beschwerden auszuhalten imstande sind.

Die Bedeutung der Heterophorie entspricht den Beschwerden, die sie im vorliegenden Falle hervorruft; entstehen keine Symptome, dann erfordert der Fall keine Behandlung.

Verfahren, um das Muskelgleichgewicht der Augen zu prüfen. Unter gewöhnlichen Umständen verhindert der Wunsch nach binokularem Sehen, dass die Augen von ihren normalen Blickrichtungen zueinander abweichen. Wird jedoch auf künstliche Weise das in dem einen Auge entstandene Bild dem Aussehen oder der Lage nach so verändert, dass eine Verschmelzung mit dem anderen, nicht veränderten Bild unmöglich ist, dann ist die Führung des Fusionsvermögens aufgehoben und die Heterophorie wird eine manifeste Ablenkung veranlassen. Das veränderte Bild des abgelenkten Auges wird nicht unterdrückt wie in einem Schielfall. Die Diplopie gibt uns daher ein einfaches Mittel an die Hand, um Richtung und Grad der Ablenkung zu erfahren. Auf diesem Prinzip beruhen alle subjektiven Prüfungen der Heterophorie.

Zu den Prüfungen, die ich im folgenden beschreiben werde, sind folgende Vorrichtungen [1]) notwendig: Stäbchen und Tangentenskala von Maddox, Doppelprisma nach Maddox, eine verstell-

---

[1]) Gelegentlich verwende ich zwei sinnreiche Erfindungen von Stevens, das Phorometer und das Klinoskop. Jedoch genügen die einfachen und wenig kostspieligen Apparate, die im Texte aufgeführt sind, für alle gewöhnlichen klinischen Zwecke.

Kapitel X. Heterophorie.

bare Probierbrille, Prüfkarten, ein Satz von Prismen mit genau bezeichneter Achse.

Stäbchen von Maddox (Fig. 14). Ein durchsichtiges, rundes Glasstäbchen stellt der Wirkung nach eine recht scharfe zylindrische Linse vor. Lichtstrahlen, die hindurchgehen, werden daher nur in einer Ebene, senkrecht zur Achse des Stäbchens, zerstreut, so dass ein durch das Stäbchen betrachteter Lichtpunkt als ein langer, schmaler Lichtstreifen erscheinen wird. Der Bequemlichkeit halber werden 6—7 Stücke solcher Glasstäbchen nebeneinander in eine Metallscheibe eingesetzt, die so gross ist, dass sie in eine gewöhnliche Probierfassung hineinpasst. Im allgemeinen bestehen die Stäbchen aus rotem Glas, um den Gegensatz zwischen dem Lichtstreifen und dem wahren Bild hervorzuheben; ebenso zweckmässig ist es, die Stäbchen aus farblosem Glase anfertigen zu lassen und dem anderen Auge ein einfaches, rotes Glas vorzusetzen.

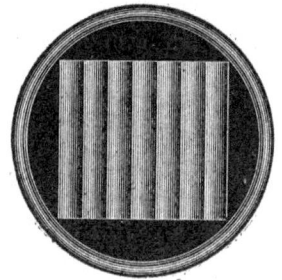

Fig. 14.

Legt man das Stäbchen vor das eine Auge, während das andere unbewaffnet bleibt, dann wird letzteres Auge beim Betrachten einer Flamme das Flammenbild und die umliegenden Gegenstände selbstverständlich wahrnehmen; dem stäbchenbewaffneten Auge jedoch wird die Flamme als ein langer Lichtstreifen erscheinen, während es weniger leuchtende Gegenstände überhaupt nicht bemerkt. Es ist unmöglich, zwei solch verschiedene Bilder wie Flamme und Streifen[1]) zu verschmelzen, so dass das Fusionsvermögen zeitweilig ausser Funktion tritt und die motorischen Koordinationen allein die Führung der Augen übernehmen. Ist keine motorische Störung vorhanden, dann beobachtet man, dass der dem stäbchenbewaffneten

---

[1]) Die Bilder müssen verschieden gefärbt sein, die Stäbchen sorgfältig dicht aneinander gepasst werden, so dass es unmöglich hält, zwischen durch zu sehen. Die Lichtquelle sollte, wenn möglich, in einer elektrischen Glühlampe mit matter Birne bestehen; in Ermangelung dessen kann irgend ein helles Licht, das von einem Mantel mit ca. 3 cm grossem, rundem Loch auf der einen Seite versehen ist, denselben Zweck erfüllen. Beobachtet man diese Vorsichtsmassregeln, so fand ich die Stäbchenprüfung stets vollkommen zuverlässig.

Auge zugehörige Lichtstreifen durch die von dem unbewaffneten Auge gesehene Flamme hindurchgeht. Besteht jedoch etwas Heterophorie, dann wird diese jetzt imstande sein, eine Ablenkung der Augen zu veranlassen, wobei die relative Lage des Streifens zu der Flamme Richtung und Grad der Ablenkung angibt.

Fig. 15 veranschaulicht die Tangentenskala. Die grossen Zahlen auf dem horizontalen und vertikalen Arm bezeichnen die Tangenten der Grade bei einem Abstand von 5 m. An dem

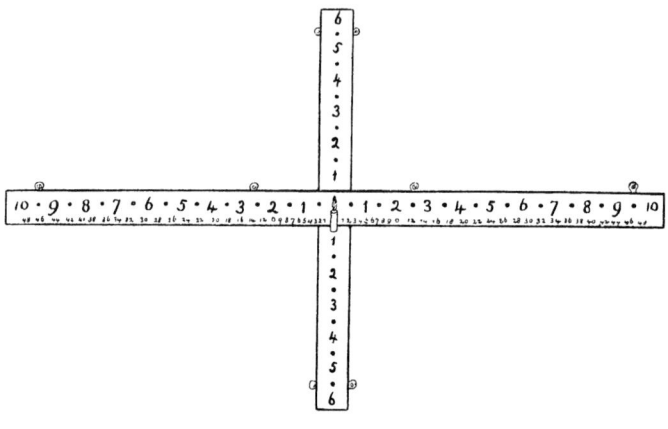

Fig. 15.

Nullpunkt der Skala wird ein kleines elektrisches oder ein anderes Licht aufgestellt.

Das Doppelprisma nach Maddox (Fig. 16) besteht aus zwei Prismen[1]), jedes von 4^0, Basis gegen Basis gekittet. Wird

---

[1]) Um Irrtümer zu vermeiden, ist die Stärke eines Prismas in diesem Buch stets durch die Anzahl der Grade bezeichnet, um die es einen Lichtstrahl ablenkt. Chromatische Dispersion bewirkt in Anbetracht der schwachen, in der Augenheilkunde gebräuchlichen Prismen keinen nennenswerten Fehler.

Der Optiker numeriert die Prismen in der Regel nach der Grösse des brechenden Winkels (Winkel zwischen den beiden Planflächen). Die Ablenkungskraft eines solchen Prismas wechselt jedoch je nach der zur Herstellung des Prismas verwendeten Glasart. Praktisch kann man sie als die Hälfte des brechenden Winkels betrachten; ein Prisma z. B., das Lichtstrahlen um 4^0 ablenkt, wird einen brechenden Winkel von 8^0 besitzen.

dasselbe, die Kanten nach oben und unten, vor das eine Auge gestellt, so dass die Verbindungslinie der Basen die Pupille horizontal durchschneidet, dann sieht man zwei Scheinbilder irgend eines kleinen, fixierten Gegenstandes, das eine oberhalb, das andere unterhalb dessen wahrer Lage; wird nunmehr das andere (unbewaffnete) Auge geöffnet, dann sieht es das wahre Bild des Gegenstandes mitten zwischen den beiden falschen Bildern. Letztere sind dem Aussehen nach nicht verändert, ihre vertikale Verschiebung ist jedoch zu gross, als dass das wahre Bild mit einem derselben sich zur Verschmelzung bringen

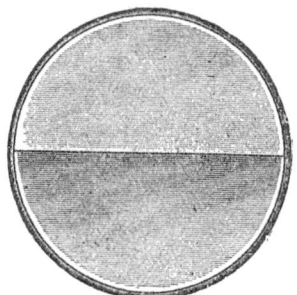

Fig. 16.

liesse. Auf diese Weise müssen die Augen die Führung des Fusionsvermögens zeitweilig entbehren, sie sind, genau so wie bei der vorigen Prüfung, auf ihre motorischen Koordinationen angewiesen.

Der Anblick einer horizontalen Linie hat natürlich keinen Einfluss darauf, dass das wahre Bild sich dem einen der beiden falschen nähert, dagegen muss darauf geachtet werden, dass sich keine längere vertikale Linie im Bereich des Gesichtsfeldes befinde, damit diese nicht eine Verschmelzung ihres wahren Bildes mit einem der Scheinbilder hervorlocke.

Die von mir verwendeten **Prüfkarten** bestehen in zwei starken, weissen Pappdeckeln von je 60 cm im Quadrat. Nr. I

Fig. 17 (Prüfkarte I).

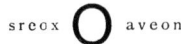

Fig. 18 (Prüfkarte II).

zeigt in der Mitte eine schwarze Gerade (Fig. 17) von 5 cm Länge, während im Zentrum von Karte Nr. II (Fig. 18) sich 10 Buchstaben in Perlschrift, in der Mitte ein grosses O, befinden. Die Karten sind zum Gebrauch in Leseweite bestimmt und in solch grossem Format deswegen angefertigt, damit die Gegenstände in der Mitte

Kapitel X. Heterophorie.

eines leeren Feldes gesehen werden, ohne dass nahe Ränder eine Fusion begünstigen könnten.

Die Prüfung beginne ich mit dem Maddox-Stäbchen. Der Patient sitzt vor der Tangentenskala in einer Entfernung von 5 m. Falls er nicht unbedingt emmetropisch ist, trägt er bei jeder Prüfung Korrektionsgläser in der Probierfassung, welche so anzupassen ist, dass die Gläser für die Ferne genau zentriert sind. Das Stäbchen wird mit horizontaler Achse vor das rechte Auge in die Probierfassung eingesetzt. Das am Nullpunkt der Tangentenskala befindliche Licht wird eingeschaltet. Bemerkt der Patient, dass der vertikale, vom rechten Auge gesehene Streifen durch das vom linken Auge gesehene Licht hindurchgeht, dann hat er weder Exophorie noch Esophorie für die Ferne. Nun drehe man das Stäbchen, so dass dessen Achse vertikal steht. Geht der nun vom rechten Auge gesehene, horizontale Streifen durch das vom linken Auge gesehene Licht, so hat der Patient ebenfalls keine Hyperphorie für die Ferne.

Nun entferne man das Stäbchen und vertausche es mit dem Doppelprisma (Verbindungslinie der Basen horizontal). Die Probefassung stelle man für die Nähe ein. Der Patient hält sich Prüfkarte Nr. I mit horizontaler Linie vor. Er wird mit dem prismabewaffneten Auge zwei Scheinbilder der horizontalen Linie und dazwischen mit dem unbewaffneten Auge das wahre Bild sehen.

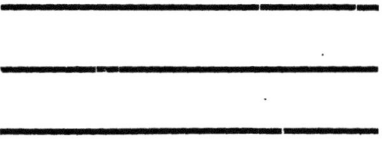

Fig. 19.

Erscheint die mittlere Linie gleichweit von den beiden anderen entfernt und deren Endpunkte mit den Enden der letzteren übereinstimmend (Fig. 19), dann besteht weder Hyperphorie, Esophorie noch Exophorie für die Nähe. Ist die mittlere Linie den beiden anderen parallel wie in dieser Figur, so fehlt auch Cyklophorie. Das motorische Gleichgewicht des Patienten ist demnach in jeder Hinsicht normal.

Kapitel X. Heterophorie.

Sollte sich jedoch im Verlaufe dieser Untersuchungen eine Anomalie herausstellen, dann wird eine weitere Prüfung notwendig sein.

Hat man das Maddox-Stäbchen, Achse horizontal, vor das rechte Auge gebracht und liegt der vertikale Lichtstreifen rechts vom Licht (homonyme Diplopie), so besteht Esophorie; liegt er links (heteronyme Diplopie), so handelt es sich um Exophorie. Den Grad der Ablenkung zeigt die von dem vertikalen Streifen durchschnittene Zahl der Tangentenskala an. Zur Kontrolle nehme man das Stäbchen von dem rechten und lege es vor das linke Auge. Die Lage des Lichtstreifens wird dann ebenfalls vertauscht werden, d. h. es wird die gleiche Art von Diplopie wie vorhin angezeigt; auch der Grad der Heterophorie bleibt derselbe. Nun lege man vor das eine Auge ein dem Defekt gleichstarkes Prisma, bei Esophorie Basis nach aussen, bei Exophorie Basis nach innen; der Lichtstreifen sollte infolgedessen durch das Licht hindurchgehen.

Stellt man das Stäbchen mit vertikaler Achse vor das rechte Auge und wird der horizontale Streifen unterhalb des Lichtes gesehen, so beweist dies, dass das rechte Auge die Neigung hat, sich im Vergleich zum anderen nach oben zu drehen (rechtsseitige Hyperphorie); zeigt sich der Streifen oberhalb des Lichts, dann hat das linke Auge die Neigung, sich im Vergleich zum anderen nach oben zu drehen (linksseitige Hyperphorie). Die an der senkrechten Skala anscheinend durchschnittene Zahl gibt den Grad der Hyperphorie an. Nun verlege man das Stäbchen von dem rechten nach dem linken Auge. Beinahe ausnahmslos wird das linke Auge den Streifen unterhalb des Lichts sehen, wenn das rechte ihn zuvor oberhalb sah und umgekehrt; d. h. die Hyperphorie ist eine konkomittierende. In ziemlich seltenen Fällen kommt es vor, dass abwechselnd beide stäbchenbewaffnete Augen sich nach oben drehen (doppelte Hyperphorie).

Gegenmassregel ist die Korrektion der Hyperphorie mittelst eines Prismas von der durch die Lage des Streifens gegebenen Stärke.

Bei der mit dem Doppelprisma vor dem rechten Auge und der Prüfkarte Nr. I vorgenommenen Naheprüfung müsste die mittlere, dem linken Auge angehörige Linie gleichweit von den beiden, vom rechten Auge gesehenen Scheinbildern entfernt sein. Liegt sie jedoch dem oberen Scheinbild näher, dann besteht rechtsseitige Hyperphorie; liegt sie dem unteren Scheinbild näher, so besteht linksseitige Hyperphorie. Dasjenige Prisma, das, Basis nach unten, dem hyperphorischen Auge vorgelegt, die Linie in die Mitte zwischen beide Scheinbilder verlegt, dient zur Messung des Grades der Anomalie.

Wenn die Endpunkte der drei Linien durchaus nicht mit derselben Vertikalen abschneiden, gebe man dem Patienten die Prüfkarte Nr. II und lasse ihn die darauf befindlichen Buchstaben lesen. Die kleinen Buchstaben bezwecken ein normales Akkommodationsbestreben; ein presbyopischer Patient behält seine Gläser auf. Das wahre Bild des Gegenstandes wird er zwischen dessen beiden Scheinbildern sehen. Bei bestehender Orthophorie werden die drei Bilder auf einer und derselben Vertikalen liegen; befindet sich das dem linken Auge angehörige, mittlere Bild links von den beiden Scheinbildern, dann hat der Patient beim Nahesehen Esophorie; befindet es sich rechts, dann hat er beim Nahesehen Exophorie. Dasjenige Prisma, das, Achse horizontal, die drei Buchstaben O in eine Linie bringt, ist das Mass der Anomalie.

Die Messung mit Prismen empfiehlt sich beim Nahesehen mehr als die Verwendung irgend einer kleinen Tangentenskala, da bei jenem Verfahren der Abstand von dem Auge bedeutungslos ist, während die geringste Verschiebung der Skala eine Fehlerquelle bedeuten würde. Die Untersuchung auf Esophorie und Exophorie für die Nähe ist mit der Prüfung der Konvergenzfehler eng verknüpft.

Betrachtet der Patient die horizontale Linie der Karte Nr. I mit beiden Augen, das Doppelprisma vor dem rechten, so sollten die drei Linien einander parallel sein (Fig. 19); trifft dies nicht zu, dann besteht Cyklophorie. Neigt sich die dem linken Auge angehörige mittlere Linie z. B. scheinbar nach links unten wie in Fig. 20, so beweist dies, dass die vertikalen Meridiane der Augen in der entgegengesetzten Richtung gegeneinander geneigt sind (negative Cyklophorie); neigt sich die dem linken Auge angehörige mittlere Linie scheinbar nach rechts unten wie in Fig. 21, dann besteht positive Cyklophorie.

Die Fusionsbreite sollte in jedem Fall, bei dem Heterophorie gefunden wurde, mittelst Prismen stets geprüft werden.

Der Patient sitzt 5 oder 6 m von einem Kerzenlicht entfernt und trägt eine Probierbrille. Während er das Licht ruhig fixiert, lege man ein Prisma, Basis unten, vor das rechte Auge und verstärke dasselbe allmählich, bis man das stärkste Prima ausfindig gemacht hat, das der Patient, ohne doppelt zu sehen, ertragen kann

Kapitel X. Heterophorie.

Dieses Prisma bezeichnet die äusserste Grenze der Fusionsbreite bei der Hebung (Superduktion) des rechten Auges. Die Fusionsbreite bei der Senkung (Subduktion) wird in ähnlicher Weise mittelst Prismen, Basis oben, geprüft. Die binokulare Abduktion (Divergenzfähigkeit) wird mit Prismen, Basis nach innen, geprüft, während die binokulare Adduktion (Konvergenzfähigkeit) mit der Akkommodation so eng verknüpft ist, dass der Versuch, sie mittelst Prismen zu messen — wodurch die Augen, ohne

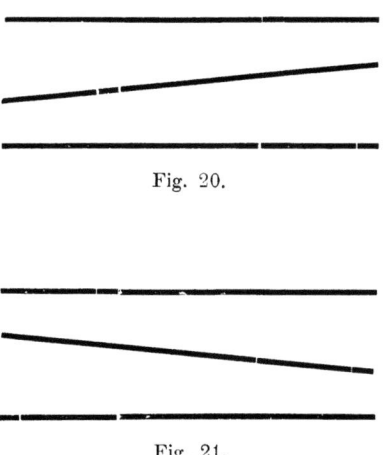

Fig. 20.

Fig. 21.

zu akkommodieren, zur Konvergenz gezwungen werden —, zu schwankenden und irreführenden Ergebnissen führt.

Die normalen Grenzen der Fusionsbreite sind folgende:
Superduktion . . . . $1^1/_2 - 2^0$
Subduktion . . . . $1^1/_2 - 2^0$
Abduktion (Divergenzfähigkeit) . 4^0 [1])

Noch so viel Übung vermag nicht, wie es scheint, die Fusionskraft nach diesen drei Richtungen zu vergrössern. Konvergenzfähigkeit anderseits lässt sich fast immer durch Übung wesentlich verstärken. Da der Grad der Fusionsbreite bei den verschiedenen Untersuchungen nicht schwankt und von willkürlichen Anstrengungen

---
[1]) Vergl. Fussnote, S. 100.

Kapitel X. Heterophorie.

von seiten des Patienten unabhängig ist, so ist die erhaltene Auskunft zuverlässig.

Ein rotierendes Prisma (Fig. 22) eignet sich sehr zur bequemen Messung der Fusionsbreite. Dasselbe besteht aus zwei gleichstarken Prismen, die derart in einer Metallscheibe sitzen, dass die Kante des einen mit der Basis des anderen zusammenstösst; in dieser Stellung heben sie sich natürlich gegenseitig auf. Eine mechanische Vorrichtung ermöglicht die gleichmässige Drehung der beiden Prismen nach entgegengesetzter Richtung, so dass sich die Stärke des zusammengesetzten Prismas auf diese Weise von Null bis zu der vereinigten Stärke beider Komponenten vergrössert.

Fig. 22.

Esophorie.

Die Wahrscheinlichkeit, dass Esophorie Beschwerden verursacht, hängt weniger vom Grad derselben, als von der Beschaffenheit der beiden Funktionen, Abduktion und Divergenzfähigkeit, ab. Ein Patient, der jedes Auge einzeln abduzieren kann, bis die Kornea die betreffende Kommissur berührt, und dessen Divergenzfähigkeit mindestens 3^0 beträgt, wird in der Regel imstande sein, viele Grade von Esophorie ohne Beschwerden auszuhalten.

In vielen Fällen von hochgradiger Esophorie besteht gelegentlich vorübergehend Diplopie. Blickt der Patient ins Leere, ohne einen bestimmten Gegenstand ins Auge zu fassen, dann kann es vorkommen, dass die Sehachsen voneinander abweichen; sofort erweckt jedoch die Diplopie das eingeschläferte Fusionsvermögen, so dass die Augen sich alsbald wieder einstellen. Derartige Fälle werden oft mit periodischem, konvergierendem Schielen verwechselt. Das letztere unterscheidet sich jedoch dadurch von der Esophorie, dass das Fusionsvermögen mangelhaft ist, dass die Ablenkung sich nicht sofort ausgleicht und dass die Diplopie entweder fehlt oder nur schwach angedeutet ist; auch zeigt die Prüfung mit dem Maddoxstäbchen, dass wenig oder keine Tendenz zum Konvergieren vorliegt, solange die Ablenkung nicht tatsächlich gerade vorhanden ist. Beim periodischen Schielen handelt es sich um ein Augenpaar, das, von dem Fusionsvermögen nicht richtig reguliert, auf vorübergehende und wechselnde, nervöse Reize reagiert, während Esophorie einen

Kapitel X. Heterophorie.

dauernden und bestimmten motorischen Fehler voraussetzt, der von einem normalen Fusionsvermögen im Zaume gehalten wird.

Behandlung. Mässige Grade von Esophorie verursachen niemals Beschwerden, es sei denn, dass die Divergenzfähigkeit mangelhaft ist. In diesen Fällen lassen sich die Symptome durch das dauernde Tragen von Prismen, Basis nach aussen, bekämpfen; diese stellen den Ausfall der Divergenzfähigkeit dar (nicht den Grad der Esophorie). Das Prisma verteilt man auf beide Augen. Wenn ein Patient z. B. 5^0 Esophorie hat, so wird er vermutlich keine Störung empfinden; beträgt jedoch seine binokulare Abduktion (Divergenzfähigkeit) 2^0 anstatt 4^0, dann wird er wahrscheinlich über „asthenopische" Beschwerden und gelegentliche Diplopie zu klagen haben. Das Tragen von Prismen, Basis nach aussen, mit einer Gesamtbrechkraft von 2^0 wird ihm Erleichterung verschaffen. Trägt der Patient bereits wegen eines Refraktionsfehlers Korrektionsgläser, dann lässt sich eventuell durch Dezentrierung der Linsen (s. Anhang S. 130) die prismatische Wirkung erzielen.

Wenn ein Fall hochgradiger Esophorie Behandlung erfordert, so ist eine Operation das einzige Hilfsmittel. Beträgt die Esophorie für die Ferne mindestens 7^0 und ergibt die Naheprüfung denselben oder einen noch höheren Grad, sind ausserdem Abduktion und Divergenzfähigkeit nicht ausgesprochen unternormal, dann ist das beste Verfahren eine komplette mittlere Tenotomie des Internus nach der S. 126 beschriebenen Methode. Ist der Grad der Esophorie bedeutend geringer beim Nahesehen als für die Ferne, so ist die Rücklagerung kontraindiziert. Handelt es sich um einen Fall von hochgradiger Esophorie, bei dem die Divergenzfähigkeit weniger als 2^0 beträgt und die Abduktion unternormal bleibt, bei dem häufig vorübergehend Diplopie auftritt, dann ist die Vornahme einer Externusvorlagerung angezeigt.

Exophorie.

Nicht komplizierte Exophorie mässigen Grades verursacht selten Beschwerden. Besteht jedoch, was häufig der Fall ist, ausserdem noch eine dynamische Konvergenzschwäche, so dürfte der Patient an Stirnkopfschmerzen leiden und zwar nicht nur dann, wenn er die Augen zum Nahesehen verwendet, sondern auch häufig zu anderen Zeiten. In manchen Fällen hochgradiger Exophorie können die

Augen zeitweise eine Ablenkung zeigen, doch kommt dies weit seltener als bei der Esophorie vor.

Behandlung. Prismen helfen nicht bei Exophorie. Geringe Grade erfordern keine Behandlung, solange sie keine Komplikation aufweisen; besteht jedoch zugleich ein Konvergenzfehler, dann hat sich die Behandlung gegen diese Anomalie zu richten; selbst wenn die dynamische Konvergenz keine mangelhafte ist, so bringen Konvergenzübungen den Beschwerden des Patienten Erleichterung, doch ist die Wirkung nach meinen Erfahrungen nur eine vorübergehende. In höhergradigen Fällen von Exophorie, namentlich dann, wenn die Adduktion ungenügend ausfällt, ist eine Internusvorlagerung angezeigt. Den operativen Effekt soll man suchen, dem Grad der Exophorie für die Ferne genau gleich zu stellen. Exophorie beruht fast ausnahmslos auf ungenügender Wirkung der Interni, selten auf übermässiger Wirkung der Externi; aus diesem Grunde ist die Tenotomie des Externus nicht ratsam.

Hyperphorie.

Klinisch ist Hyperphorie die wichtigste aller Heterophorieformen, der Heftigkeit der gegebenenfalls durch sie hervorgerufenen Symptome wegen und der Gewissheit wegen, dass diese Symptome mit Erfolg bekämpft werden können. Die Wahrscheinlichkeit, dass Beschwerden entstehen, hängt im konkreten Falle nicht nur von dem Grad der Hyperphorie ab, sondern auch von der Grösse einer etwaigen mangelhaften Fusionsbreite nach der entgegengesetzten Richtung; es wird beispielsweise ein im übrigen gesunder Mensch mit einer rechtsseitigen Hyperphorie von $3/4^0$ vermutlich keine Beschwerden haben, wenn die rechtsseitige Subduktion 2^0 erreicht; beträgt sie aber nur 1^0 oder weniger, dann wird er beinahe sicher Beschwerden haben.

Das häufigste Symptom sind Stirnkopfschmerzen, die sich gegen Abend einstellen und an die Naharbeit nicht besonders gebunden sind. Manche Patienten klagen über Schwindel beim Blick nach unten. Vorübergehende Diplopie ist nicht selten.

In einem ausgeprägten Fall von Hyperphorie ist die Lidspalte auf der hyperphorischen Seite meistenteils kleiner als auf der anderen, eine Asymmetrie, die nach Korrektion der Hyperphorie gänzlich verschwindet.

Kapitel X. Heterophorie.

Die Behandlung besteht in jedem Fall von Hyperphorie mässigen Grades in dem ständigen Tragen von Prismen; dasselbe ist, Basis nach unten, vor das hyperphorische Auge zu stellen. Ist mehr als 1^0 notwendig, so lässt sich die Wirkung auf beide Augen verteilen, wobei die Basis des anderen Prismas natürlich nach oben zu legen ist. Handelt es sich um eine sehr hochgradige Hyperphorie — über 3^0 —, dann ist in der Regel eine Operation angezeigt. Beträgt die Subduktion des hyperphorischen Auges nicht weniger als 1^0, die Superduktion mehr als 4^0, dann ist das beste Verfahren eine komplette mittlere Tenotomie des Rectus superior dieses Auges. Wenn eine sehr hochgradige Hyperphorie mit sehr mangelhafter Subduktion verbunden ist, ein seltenes Ereignis, so empfiehlt sich eine Vorlagerung des Rectus inferior am hyperphorischen Auge.

Ich habe einige wohlausgeprägte Fälle sog. **doppelter Hyperphorie** beobachtet. Bei allen fand sich mehr oder weniger Tiefstand beider Oberlider; die Patienten mussten sich gewaltig anstrengen, um die Augen weit zu öffnen, solange sie geradeaus blickten, während beim Blick nach oben die Lider normal standen. Unter dem Schirm drehte sich jedes der Augen nach oben, die Subduktion war beiderseits normal. Vermutlich beruhten diese Fälle auf einer fehlerhaften, nervösen Verbindung zwischen den Recti sup. und den Levatores palp. sup. In zwei von ihnen führte ich mit vorzüglichem Erfolg eine komplette mittlere Tenotomie der beiden Recti sup. aus.

Mehrere Fälle doppelter Hyperphorie habe ich mit positiver Cyklophorie vergesellschaftet gefunden, was voraussichtlich auf ungenügender Wirkung der Obliqui sup. beruhte.

Ich besitze keine Aufzeichnung über einen Fall von doppelter **Kataphorie** (Tendenz beider Augen, sich nach unten zu drehen).

Cyklophorie.

Damit ein binokularer Sehakt zustande kommt, müssen die Sehachsen beider Augen nicht nur nach demselben Gegenstand gerichtet sein, sondern ihre vertikalen Durchmesser müssen einander parallel sein. Die Aufgabe, diese parallel zu halten, fällt fast ausschliesslich den Obliqui zu. Funktionieren diese Muskeln zu schwach, dann zeigen die Augen die Tendenz, sich um eine sagittale Achse zu drehen, so dass ihre vertikalen Durchmesser oben divergieren (positive Cyklophorie). Diese Form ist bei weitem häufiger als die negative; sie ist nicht selten mit doppelter Hyperphorie vergesellschaftet.

Cyklophorie kann Übelkeit und Schwindel auslösen; sie erschwert unter Umständen das Erkennen der richtigen Stufenlage beim Treppenabsteigen.

Was die unmittelbare Behandlung von solchen Fällen anbelangt, so lässt sich nicht viel machen. Aber einige praktische Gesichtspunkte verdienen es, sorgfältig untersucht zu werden.

Man halte sich bei Verschluss des einen Auges eine scharfe zylindrische Linse mit vertikaler Achse vor das andere und betrachte eine horizontale Linie, z. B. die Linie, in der Fussboden und Wand zusammenstossen; die horizontale Linie wird dann immer noch horizontal erscheinen. Nun drehe man den Zylinder um einige Grade; die horizontale Linie dreht sich anscheinend ein wenig mit dem Zylinder. Mit anderen Worten, der Zylinder dreht das Bild der Linie nach dem Meridian seiner stärksten Konvexität.

Hierauf setze man sich eine Probierbrille mit $+$ 1 D. cyl. vor jedem Auge, Achse vertikal, auf. Das Sehen wird etwas verschwommen sein, die Gegenstände behalten jedoch ihre Lage bei und die Linsen lassen sich ohne Beschwerden lange Zeit tragen. Nun drehe man jede Linse ca. 30^0, so dass die Achsen oben divergieren. Blickt man nach unten, dann erscheint der Fussboden in weiter Ferne; beim Blick nach oben erscheint die Zimmerdecke in nächster Nähe — man glaubt sich in einer Höhe von ca. 2 m zu befinden. Darauf drehe man die Zylinder nach der entgegengesetzten Richtung, so dass die Achsen oben konvergieren. Der Boden erscheint ganz nahe, die Decke hoch oben — man glaubt, ein Zwerg zu sein. Hat man diesen Zustand künstlichen schrägen Astigmatismus einige Minuten lang durchgemacht, dann empfindet man ein Gefühl von Schwindel und Übelkeit, das an das Schaukeln in der Kindheit erinnert.

An der Hand des ersten Versuches ist die Erklärung leicht zu geben. Wir sind gewohnt, alle Gegenstände mit Bezug auf die horizontale Ebene (Boden, Erde, Wasser), auf der wir uns gerade befinden, zu lokalisieren. Solange die Konvexzylinder mit oben divergierenden Achsen getragen werden, neigen sich die Bilder der horizontalen Bodenfläche nach aussen gegen die beiden Schläfen. Damit diese Bilder auf identische Teile der beiden Netzhäute fallen, muss sich jedes Auge um eine sagittale Achse drehen, so dass die vertikalen Durchmesser oben divergieren, ein Zustand, der durch eine abgeschwächte Wirkung der Obliqui sup. und eine verstärkte Wirkung der Obliqui inf. herbeigeführt wird, jedoch mit der Nebenwirkung, dass sich die Augen gleichzeitig ein wenig nach oben drehen. Blickt man nach dem Fussboden, so hat man demnach eine genügende Kraft auszuüben, um diese aufwärts gerichtete Tendenz zu überwinden, neben dem Kraftaufwand, den die wirkliche Blickbewegung erfordert; blickt man andererseits

Kapitel X Heterophorie.

nach der Decke, so wird weniger als der normale Aufwand an Kraft verlangt, da ja die Augen bereits die Tendenz haben, nach oben zu streben. Nun verlassen wir uns in der Beurteilung der relativen Lage der Gegenstände im Raume auf den „Muskelsinn" der äusseren Augenmuskeln. Die verstärkte Anstrengung, die beim Blick nach unten notwendig ist, lässt daher den Boden in die Ferne rücken und die geringere Anstrengung beim Blick nach oben lässt die Zimmerdecke näher erscheinen.

Konvergieren die Zylinderachsen beim Versuch oben, dann sind die Bedingungen genau umgekehrt.

Der Versuch scheint die häufig beobachtete Tatsache zu erklären, wonach Astigmatismus eher Beschwerden hervorruft, wenn es sich um einen solchen mit schrägen Achsen handelt, als wenn die Achsen vertikal oder horizontal sind. Nichtkorrigierter Astigmatismus muss demnach, sofern die beiderseitigen Achsen nicht parallel oder senkrecht zueinander stehen, eine Pseudo-Cyklophorie verursachen, die mit der Korrektion des Astigmatismus verschwindet.

Zuweilen hat man Gelegenheit, einen Patienten mit schrägem Astigmatismus zu beobachten, dem die genauen Korrektionsgläser weniger Zufriedenheit verschaffen, als er ehedem vor der Korrektion besass. Gewöhnlich findet man in einem solchen Fall, dass der Patient an einer Cyklophorie leidet, welche derjenigen Pseudo-Cyklophorie entgegengesetzt ist, die sein nichtkorrigierter Astigmatismus hervorrufen müsste. Auf diese Weise hatten sie sich bisher bis zu einem gewissen Grad gegenseitig aufgehoben, während mit der Korrektion des Astigmatismus die gesamte, wahre Cyklophorie zum Vorschein kam. Eine geringe Drehung der beiden Zylinder, z. B. um 5^0, nach der Richtung, die das schwach funktionierende Obliquus-Paar unterstützt, wird oft imstande sein, den Patienten ganz zufrieden zu stellen, ohne die Sehschärfe merklich zu vermindern.

Rhythmische Übungen mittelst Prismen, Zylinder u. dergl. werden in Fällen von Heterophorie in Amerika viel angewandt. Ich habe wiederholt einen Versuch damit angestellt, jedoch niemals den geringsten Erfolg davon gesehen.

Ohne Zweifel neigt man in Amerika dazu, die Bedeutung geringer Tendenz zu latentem Schielen zu übertreiben; immerhin dürfte dies vielleicht weniger Schaden anstiften als die fast gänzliche Vernachlässigung, deren sich dieser Gegenstand bei uns erfreut.

Im folgenden seien einige Beispiele von Heterophorie erwähnt:

Kapitel X. Heterophorie.

Herr R. H., 38 Jahre alt, angestrengter Leiter einer grossen Stadtfirma, konsultierte mich am 17. X. 1899; er klagte über einen dumpfen, lästigen Schmerz in Augen und Stirn, der sich beim Schlafen stets verlor und vom Nahesehen nicht besonders abhängig sei. In den Ferien traten die Schmerzen fast ebenso heftig auf. Die Augen waren schon wiederholt untersucht worden; seit 12 Jahren trage er Gläser. Das linke Oberlid hing etwas herab. Die Gläser, die er trug, waren + 2,25 D. sph. beiderseits. Er zeigte mir eine Reihe von Gläserverordnungen, die alle eigentlich dasselbe besagten. Skiaskopie (ohne Mydriasis) ergab je 2 D. Hypermetropie ohne Astigmatismus. Die Sehschärfe betrug mit Gläsern gut $6/6$ beiderseits. Die Prüfung des Muskelgleichgewichts beider Augen ergab eine linksseitige Hyperphorie[1]) von beinahe 2^0. Linke Superduktion und rechte Subduktion betrugen je 4^0, linke Subduktion und rechte Superduktion je 1^0. Ich verordnete Gläser + 2 D. sph. jederseits, das rechte Glas kombiniert mit Prisma $3/4^0$, Basis nach oben, das linke Glas mit demselben Prisma, Basis nach unten.

Nach 3 Jahren, am 26. IX. 1902, bekam ich den Patienten wieder zu sehen. Die Gläser hat er inzwischen beständig beschwerdefrei getragen; er ist von seinem alten Leiden gänzlich befreit.

Fräul. F. L., 17 Jahre alt, kam am 2. II. 1900 zu mir. Sie trug eine Brille mit + 1 D. sph. und gab an, dass sich häufig die Augen, wenn sie ermüdet sei, leicht auf einen Augenblick verdrehten, so dass sie dann doppelt sehe. Das Schielen verschwinde sofort wieder. Häufiger Stirnkopfschmerz. Seit dem 10. Jahr trug sie Gläser; man habe ihr gesagt, dass sie an „periodischem Schielen" leide. Skiaskopie ohne Mydriaticum ergab eine Hypermetropie von nur 0,5 D.; Visus jederseits $6/5$. Die Prüfung mit Maddox-Stäbchen und Tangentenskala ergab eine Esophorie von 9^0 für die Ferne; für die Nähe betrug sie 8^0. Divergenzfähigkeit war nur 2^0 vorhanden. Das rechte Auge konnte abduziert werden, bis die Kornea den Canthus ext. berührte; das linke nicht ganz so weit. Das Fusionsvermögen war normal. Es handelte sich demnach gar nicht um „periodisches Schielen", sondern um hochgradige Esophorie.

5. II. 1900. Ergebnis der Skiaskopie in Mydriasis bestätigt.

20. II. 1900. Vorlagerung des linken Externus (natürlich ohne Internus-Tenotomie). 27. II. 1900. Nähte entfernt.

29. III. 1900. Patientin hat für die Ferne 1^0 Esophorie, in der Nähe vollkommene Orthophorie, Divergenzfähigkeit von 5^0. Patientin hat jetzt nie Doppelbilder.

18. VI. 1902. Patientin hat man seit der Operation nie schielen sehen, Diplopie gänzlich verschwunden. Die Kopfschmerzen haben sich ganz eingestellt. Seit der Operation trägt sie natürlich keine Brille mehr.

---

[1]) Vergl. Fussnote, S. 100.

Kapitel X. Heterophorie.

Hauptmann P., 30 Jahre alt, konsultierte mich am 11. VII. 1899. Er habe stets viel an Kopfschmerzen gelitten und zuweilen vorübergehend doppelt gesehen, jedoch soll er nie geschielt haben. Sowohl Kopfschmerzen wie die Diplopie nahmen zu, seitdem er vor 4 Jahren in Indien „fieberkrank" war. Die Augen sind wiederholt untersucht worden, auch hatte er einmal ein Leseglas verschrieben bekommen, hatte aber keinen Vorteil davon gehabt.

Skiaskopie ergab keinen nennenswerten Refraktionsfehler. Die Prüfung des Muskelgleichgewichtes ergab eine linksseitige Hyperphorie von $2^{1}/_{2}°$. Rechte Superduktion wie linke Subduktion betrugen jede kaum $1°$; rechte Subduktion und linke Superduktion je $5°$. Die Beweglichkeit jedes einzelnen Auges war normal.

3. VIII. 1899. Eine Wiederholung der Untersuchung ergab genau dieselben Ergebnisse. Da kein Refraktionsfehler vorhanden war, der Gläsertragen erforderte, wollte ich ihn mit Prismen verschonen, daher riet ich zur Operation.

14. VIII. 1899. Komplette mittlere Tenotomie des linken Rectus superior nach der auf Seite 126 beschriebenen Methode. Nachbehandlung: nur Wattebausch und Klappe auf dem linken Auge einige Tage lang, Waschungen mit Borsäurelösung.

29. VIII. 1899. Wunde geschlossen, Augen schmerzfrei. Jetzt eine rechtsseitige Hyperphorie von weniger als $1/_{2}°$.

11. VII. 1902. Patient hat seit der Operation weder Kopfschmerzen noch die zeitweilige Diplopie gehabt. Es besteht jetzt kein messbarer Grad von Heterophorie. Der Lichtstreifen (Stäbchen vor dem rechten Auge) befindet sich am oberen Teil der Flamme, was eine linksseitige Hyperphorie von weniger als $1/_{4}°$ verrät.

Insuffizienz der dynamischen Konvergenz.

Der Einfachheit wegen soll dieser Gegenstand in diesem Kapitel erörtert werden, obschon er nicht zu den Heterophorien gehört.

Über das Thema Insuffizienz der Konvergenz herrscht viel Verwirrung, weil die Autoren keine klare Unterscheidung zwischen statischer und dynamischer Konvergenz getroffen haben.

Ein Patient mit normalem Sehapparat hat zu keiner Zeit eine statische Konvergenz. Für die Ferne übt er keine dynamische Konvergenz aus und beim Nahesehen reicht seine dynamische Konvergenz gerade aus, damit beide Sehachsen nach dem nahen Gegenstand gerichtet werden. Wäre seine dynamische Konvergenz eine übermässige, dann bestände beim Nahesehen eine Tendenz zu konvergierendem Schielen; wäre sie eine ungenügende, dann hätte er Mühe, die Konvergenz längere Zeit, z. B. beim Lesen, aufrecht zu erhalten.

Ein Patient, der ein nach Korrektion eines Refraktionsfehlers fortbestehendes Einwärtsschielen aufweist, hat eine unbehinderte statische Konvergenz, während ein Patient mit Esophorie eine statische Konvergenz hat, die durch dauernde, dem Wunsch nach binokularem Sehen entsprungene Muskelanstrengung im Zaum gehalten wird[1]). Beim divergierenden Schielen ist die statische Konvergenz eine negative Grösse, während der Exophorie eine negative statische Konvergenz zukommt, die durch den abnormen Aufwand an dynamischer Konvergenz ausgeglichen wird. In solchen Fällen kann die dynamische Konvergenzfähigkeit normal oder nicht normal sein.

Demnach kann man von einem Patienten, der für die Ferne Exophorie und für die Nähe denselben oder einen geringeren Grad von Exophorie zeigt, nicht mit Recht behaupten, er leide an Insuffizienz der Konvergenz. Diese Unterscheidung zwischen Exophorie und Insuffizienz der Konvergenz hat eine grosse praktische Bedeutung, da die Behandlung der beiden Leiden eine grundverschiedene ist. Im ersteren Falle ist, sofern eine Behandlung überhaupt in Betracht kommt, eine Operation fast immer notwendig; in dem letzteren ist eine Operation stets kontraindiziert und Übungen sind oft von Vorteil.

Die Beziehung zwischen dynamischer Konvergenz und dynamischer Refraktion (Akkommodation) wurde bereits erörtert (S. 50).

Abgesehen von neuropathischen Fällen ist Insuffizienz der Konvergenz nicht häufig. Die Symptome sind Schmerzen über den Augen nach dem Lesen und eine Neigung, das Buch auf grosse Entfernung abzurücken (bei Berücksichtigung eines statischen oder dynamischen Refraktionsfehlers).

Da die Konvergenz eine willkürlich ausgeübte Tätigkeit vorstellt, so werden sich die Grenzen der Leistungsfähigkeit bei jedem Individuum von Zeit zu Zeit verschieben, je nach seinem Gesundheitszustand und dem Kraftaufwand, dessen er gerade fähig ist. Grossartige Apparate zur Bestimmung des Nahepunktes der Konvergenz sind daher nicht notwendig, zumal diese Auskunft keinen grossen praktischen Nutzen abwirft.

Das beste Verfahren besteht in der Prüfung des horizontalen Gleichgewichts, zuerst für die Ferne, sodann für 25 cm Distanz. Stellt sich keine grössere Exophorie oder keine geringere Esophorie für die Nähe als für die Ferne heraus, dann hat der Patient keine Insuffizienz der Konvergenz. Zeigt der Patient Orthophorie für die

---

[1]) Ohne Stellung zu der vielbesprochenen Frage zu nehmen, ob es ein zerebrales Divergenzzentrum gibt oder nicht.

Ferne, Exophorie für die Nähe, oder besteht eine grössere Exophorie bezw. eine geringere Esophorie für die Nähe als für die Ferne, dann hat er eine Insuffizienz der Konvergenz, die dem Grade nach der Differenz gleichkommt.

In einem nichtkomplizierten Fall ist ein Versuch mit Übungen am Platze. Das folgende, einfache Verfahren eignet sich hierzu ebensogut wie andere: Nach Gläserkorrektion etwa vorhandener, statischer oder dynamischer Refraktionsfehler liest der Patient zuerst in einem Buche in gewöhnlichem Abstand, das er während des Lesens den Augen allmählich näher rückt, bis der Druck anfängt, verschwommen auszusehen, und entfernt danach das Buch wieder in die gewöhnliche Lesedistanz. Diese Art des Lesens wird wiederholt vorgenommen. Nach ungefähr je 10 Linien blickt der Patient einen Augenblick in die Ferne, um die Konvergenz gänzlich zu entspannen. In dieser Weise sollten zweimal täglich 2 — 3 Seiten ein paar Wochen lang gelesen werden.

Derartige rhythmische Übungen erhöhen naturgemäss nicht die Kraft der Augenmuskeln, ebensowenig wie Stimmübungen etwa die Kraft der Larynxmuskeln erhöhen, so dass die Exophorie für die Ferne dadurch nicht im geringsten vermindert wird. Aber häufig erfährt die dynamische Konvergenzfähigkeit eine Besserung, da die Übungen den nervösen Apparat dazu erziehen, dem Willen rascher zu gehorchen.

Kapitel XI.
Operationen an den äusseren Augenmuskeln.

Die gewöhnlich an den Augenmuskeln vorgenommenen Operationen sind die Vorlagerung und die Tenotomie. Beide Massnahmen lassen sich einzeln anwenden oder es lässt sich die Vorlagerung eines Muskels mit der Rücklagerung seines Antagonisten verbinden.

Die Indikationen zu diesen Operationen wurden in früheren Kapiteln ausführlich erörtert (S. 68 u. a.).

Vorlagerung.

Es sind sehr viele verschiedene Methoden zur Vorlagerung eines der Recti beschrieben worden; viele von ihnen habe ich wiederholt

116 Kapitel XI. Operationen an den äusseren Augenmuskeln.

selbst versucht, ausserdem zwei Verfahren, die eine Kürzung der Sehne durch Fältelung derselben bezwecken. Keine dieser Methoden hat sich als völlig befriedigend erwiesen. Mit Übung zwar lässt es sich fast immer mit Sicherheit erreichen, dass die Nähte in dem derben Bindegewebe nahe dem Limbus festsitzen, ohne dass man die Nadel gefährlich tief einzustossen braucht. Die Schwierigkeit besteht aber in dem Muskelende der Nähte.

Ich fand, dass zwei von diesen Operationsverfahren bessere Resultate lieferten als die übrigen. Nach dem einen Verfahren werden einfach drei oder vier Nähte durch das derbe zirkumkorneale Gewebe und durch den Muskel geführt und danach geknüpft. Halten diese Nähte eine Woche lang, dann sind die Resultate dauernde. Jedoch schneidet das Muskelende der Naht oft nach 3—4 Tagen durch; in jedem Fall muss man überkorrigieren, um die nachträgliche Nachgiebigkeit solcher Nähte zu berücksichtigen.

Nach dem anderen Verfahren werden die Nähte über dem Muskel, entweder in einem oder zwei Abschnitten, geknotet, was beinahe immer gute unmittelbare Resultate liefert, jedoch geht in einem grossen Prozentsatz der Fälle der Effekt innerhalb sechs Monate wieder zurück. Dies beruht vermutlich darauf, dass der Muskel vor den Ligaturen atrophisch wird, daher nur durch seine seitlichen Fortsätze an den Bulbus fixiert bleibt.

Die folgende Operationsmethode habe ich ersonnen in der Absicht, die Vorzüge der eben erwähnten Verfahren ohne deren Nachteile zu verwerten.

Ausführung der Vorlagerung nach der Methode des Verfassers.

Instrumentarium (S. 118, 119). — Die zur Vorlagerung gewöhnlich verwendeten Instrumente sind notwendig: Sperr-Elevateur (*a*), stumpfe gerade Schere (*d*), Fixierpinzette (*f*), Vorlagerungspinzette nach Prince (*b*), Nadelhalter (*c*), Nadeln und Faden; wird zu gleicher Zeit eine Tenotomie beabsichtigt, ausserdem ein Schielhaken (*e*).

Die Vorlagerungspinzette, die Weiss and Son (287 Oxford St., London, W.) für mich anfertigten, besitzt keine Zähne, ist kräftiger als sonst und mit abgerundeten Spitzen versehen. Eine solche Pinzette gleitet nicht ab, so dass Zähne überflüssig sind; sie ist dank der glatten, abgerundeten Spitze leicht einzuführen; ausserdem braucht man nur eine einzige (Fig. *b*) statt zwei Pinzetten.

Die von mir verwendeten Nadeln (von Weiss and Son) sind kleine, gebogene Nadeln mit besonders grossem Öhr; sie müssen vollkommen scharf sein. Das Maul des von mir benutzten Nadelhalters (Fig. *c*) ist quer gebogen, damit es die Nadeln entsprechend fasst.

Die stumpfen Instrumente werden durch 5—10 Minuten langes Kochen in Wasser mit einem geringen Zusatz von Waschsoda sterili-

Kapitel XI. Operationen an den äusseren Augenmuskeln.

siert, die Schere wird ca. 1 Minute lang gekocht. Die Öhren neuer Nadeln reinigt man mit einer Nähnadelspitze; danach werden die Nadeln, ehe sie eingefädelt sind, nicht länger als 1 Minute lang gekocht. Früher verwendete ich stets nur neue Nadeln, um sicher zu sein, dass sie möglichst scharf sind; ich finde jedoch, dass man sie sehr leicht auf einem feinen Schleifstein selbst schleifen kann, sogar neue Nadeln lassen sich wesentlich verbessern. Aufbewahren sollte man sie in einem Flanellheft; das Papier, in dem sie verkauft werden, schadet leicht den empfindlichen Spitzen.

Das Nähmaterial spielt eine sehr wichtige Rolle. Die Fäden sollen dick sein, das dünne Zeug, das man als „Augenseide" kauft, schneidet wie ein Messer.

Ich verwende dicke, schwarze, auf folgende Weise zubereitete Seide[1]): Eine Seidenwinde wird lose um eine Spule gewickelt, die man sich durch Umbiegen eines Stückes galvanisierten Eisendrahtes herstellt, und in Wasser gekocht, um sie zu sterilisieren und um den Überschuss an Farbe zu entfernen. Danach wird die Seide am Feuer getrocknet und das eine Ende durch eine grosse Glasperle gefädelt, die man nun in einen Glasbecher wirft, der eine sehr heisse, aus 3 Teilen Bienenwachs und 5 Teilen Vaselinum album bestehende Mischung enthält. Die übrige Seide wird hierauf durch die siedende Mischung hindurch gezogen und auf eine grosse gläserne Spindel aufgesponnen, die man in einem sterilen Zylinder stets gebrauchsfertig aufbewahrt.

Bei der Vorbereitung für die Operation wird ein ca. 30 cm langes Fadenstück mittelst einer sterilisierten Pinzette aus dem Glaszylinder entnommen und bis zu seiner Mitte durch die sterilisierte Nadel gezogen; die beiden Hälften dieses gewachsten Fadens werden dann zu einer einzigen Schnur zusammengedreht. Man braucht zwei derart eingefädelte Nadeln. Derjenige Teil der Naht, der beim Durchgang durch die Gewebe auf den grössten Widerstand stösst, ist der nahe dem Nadelöhr gelegene; hier muss der Faden ohnedies doppelt sein, so dass kein Grund vorliegt, den Vorteil der durchgängig doppelten Dicke zu entbehren.

Bei gewöhnlicher Lufttemperatur besitzt der wachsdurchtränkte Faden genügend Steifigkeit, um sich nicht während der Operation unerwünschterweise in Knoten zu legen, bei Körpertemperatur ist er aber vollkommen geschmeidig. Er gleitet leicht ein und aus, ohne die Gewebe mehr als unumgäng-

---

[1]) Ich benutze die schwarze Seide, die zum Stiefelnähen verwendet wird; sie trägt das Zeichen Nr. 24, W. H. Staynes and Smith, Belgrave Gate, Leicester.

118 Kapitel XI. Operationen an den äusseren Augenmuskeln.

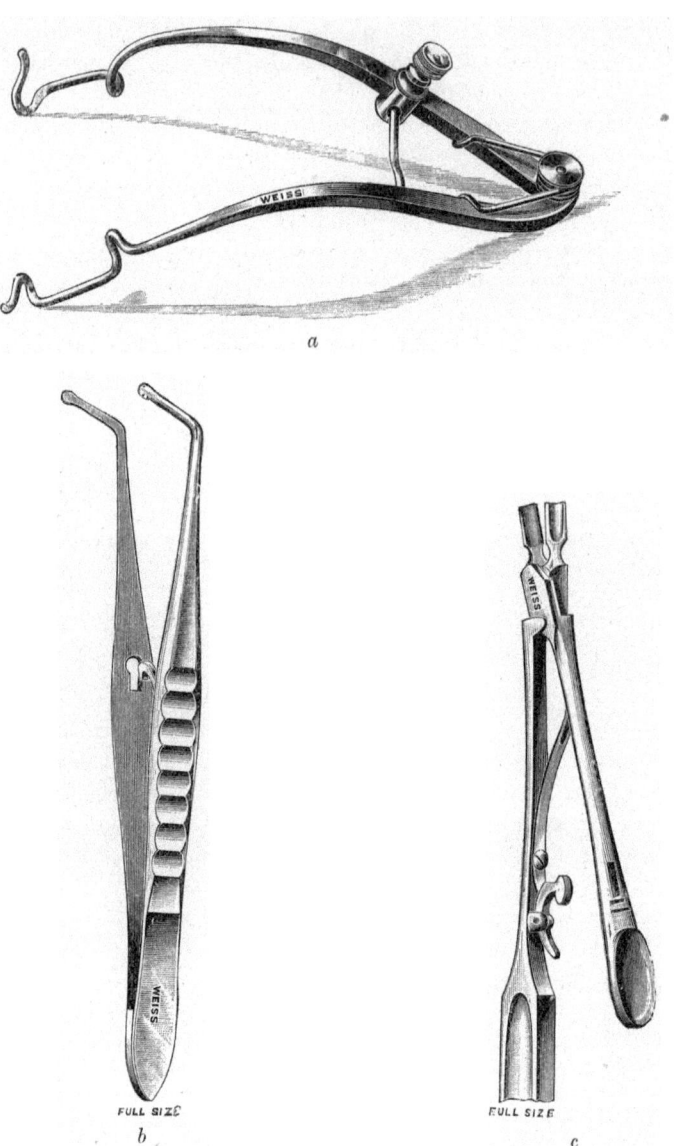

Fig. 23.
Instrumentarium zur Vorlagerung.
a Sperr-Elevateur; b Pinzette nach Prince, mod. nach Worth; c Nadelhalter.

Kapitel XI. Operationen an den äusseren Augenmuskeln. 119

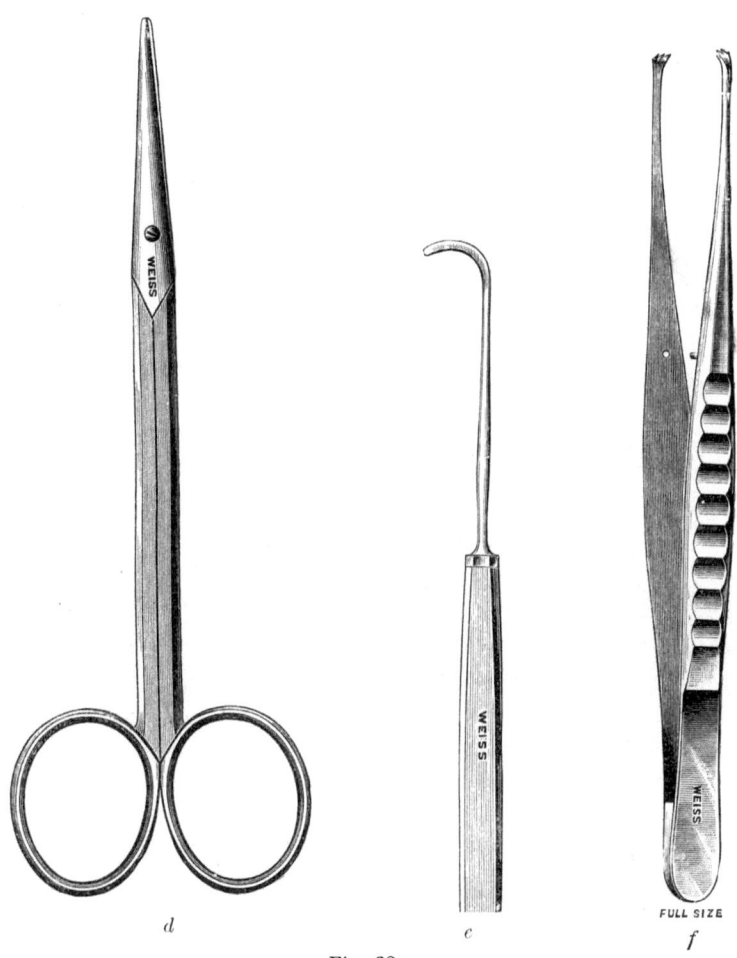

Fig. 23a.
Instrumentarium zur Vorlagerung.
d Stumpfe Schere; *e* Schielhaken; *f* Fixierpinzette.

lich nötig ist, zu verletzen — wie ein gut geölter Katheter — und lässt so gut wie keine Absorption zu, ein wichtiger Punkt für eine Gegend, die sich nicht absolut steril halten lässt.

Anästhesie. — Bei kleinen Kindern ist Narkose, am besten mit Chloroform, notwendig; bei älteren Patienten genügt lokale Anästhesie. Hierzu verwende ich eine 10%ige Kokainlösung. In der Narkose divergieren gewöhnlich die Augen, so dass man sich den Schielwinkel vor Augen rufen und schätzungsweise den gewünschten Effekt erzielen muss, während bei lokaler Anästhesie eine derartige Divergenz fehlt, so dass man imstande ist, die Strecke, bis zu der der Muskel vorgelagert werden soll, genau abzumessen. Aus diesem Grunde operiere ich nur dann in Narkose, wenn ich mich darauf verlassen kann, dass ein geübtes Fusionsvermögen die feinere Regulierung nachträglich noch übernimmt.

Ausführung der Operation. — Die Hände des Arztes und der Wärterinnen sind sterilisiert, das Gesicht des Patienten wird gründlich gereinigt, der Konjunktivalsack mit einer sterilen Kochsalzlösung (3½ g auf ½ l Wasser) ausgespült. Sind Tränenschlauch und Konjunktiva nicht völlig normal, dann wird die Operation bis nach Heilung derselben verschoben. Gleich nach der Ausspülung und von Zeit zu Zeit während der Operation werden einige Tropfen Nebennierenextraktes eingeträufelt; ich verwende eine Adrenalinlösung von Parke Davis und Co. Die durch das Präparat bewirkte Gefässkontraktion macht die Operation zu einer blutleeren oder fast blutleeren, so dass die Notwendigkeit, fortwährend zu tupfen, den Eingriff nicht mehr behindern kann.

Der Patient liegt auf dem Tisch, die Füsse nach dem Fenster gerichtet, in einem hellbeleuchteten Raum; die Lider werden mit dem Elevateur auseinander gehalten. Der hinter dem Kopf des Patienten befindliche Arzt fasst die Konjunktiva mit der Fixierpinzette und schneidet sie in gerader, vertikaler Richtung etwas über 1 cm weit ein; die Mitte des Schnittes liege nahe am Limbus. Eine ähnliche Inzision wird hierauf durch die Tenonsche Kapsel gelegt. Konjunktiva wie Kapsel ziehen sich zurück oder werden nötigenfalls zurückgedrängt, damit der Sehnenansatz zum Vorschein kommt. Bei hochgradigem Schielwinkel wird ein mit der Konvexität nach der Kornea gerichteter, gebogener Schnitt anstatt eines geraden beidemal angelegt, so dass sich die Häute ausgiebiger zurückziehen können. Nachdem die glatte Branche einer Vorlagerungspinzette nach Prince

Kapitel XI. Operationen an den äusseren Augenmuskeln. 121

unter die Sehne nach Art eines Schielhakens durchgeführt worden ist, während die gezahnte Branche sich oben auf der Konjunktiva befindet, wird die Pinzette nun geschlossen, so dass Sehne, Kapsel und Konjunktiva in, abgesehen von der Retraktion der Häute, unveränderter Lagebeziehung beisammen eingeklammert liegen. Nunmehr werden Sehne und ausserdem einige kleine Bindegewebsstränge unter derselben am Skleralansatz durchtrennt, worauf die untere Fläche

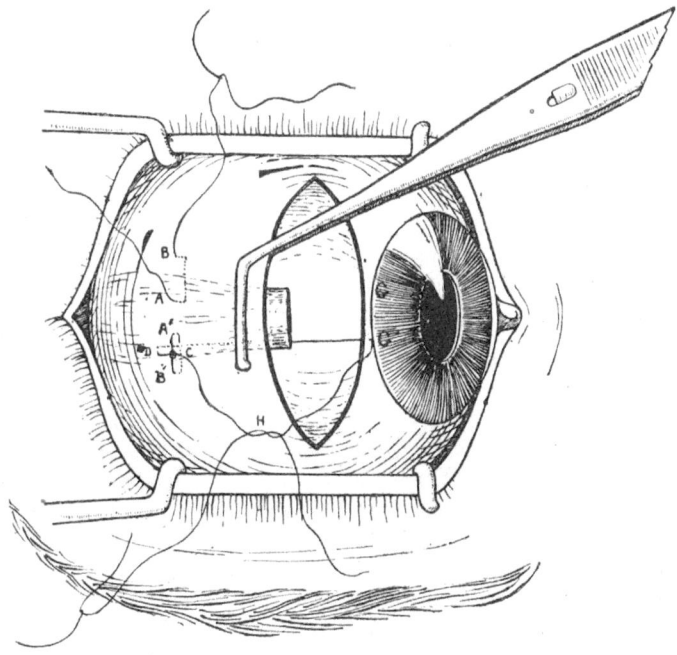

Fig. 24.

des Muskels durch Aufheben der Sehne, Kapsel und Konjunktiva umfassenden Pinzette von Prince leicht und gründlich besichtigt werden kann.

Einer der Fäden wird durch Konjunktiva, Kapsel und Muskel in A (Fig. 24) von aussen nach innen geführt, um auf der Unterfläche des Muskels herauszukommen, danach durch Muskel, Kapsel und Konjunktiva von innen nach aussen in dem Punkt B ausgestochen. Die Fadenschlinge umfasst auf diese Weise ungefähr das untere Viertel des Muskelumfanges, gleichzeitig mit dessen Sehnenfortsätzen, der Kapsel und Konjunktiva. Die zweite Nadel wird in derselben Weise in A' durch Konjunktiva, Kapsel und Muskel durchgestochen, um auf der Unterfläche des Muskels zu erscheinen; danach wieder von innen nach aussen durchgestochen, um in B' aus der Konjunktiva herauszutreten, so dass die Schlinge das obere Viertel des Muskelumfanges umschliesst. Der Grund, weswegen beide Nähte angelegt, aber nicht weiter ausgeführt werden, ist der, dass sie symmetrisch angesetzt werden können. Die Fadenenden in A' und B' werden in C festgeknotet, hierauf die Nadel mit dem Faden an der Stelle D durch Konjunktiva, Kapsel und Muskel unterhalb der inneren Branche der Princeschen Pinzette fast bis zum Kornealrand weitergeführt. Hier wird die Nadel durch das derbe zirkumkorneale Bindegewebe gestossen und in G' herausgezogen; die beiden Fadenenden werden dann mit einer einzigen Schleife vorläufig nur lose (in H) zusammengebracht. Jetzt wird die erste Naht in derselben Weise zum Abschluss geführt. Der vordere Abschnitt von Muskel, Kapsel und Konjunktiva wird dann reseziert dadurch, dass man ihn hinter der Angriffsstelle der Princeschen Pinzette mit einer Schere durchtrennt. Die Lücke wird schliesslich geschlossen, indem jeder Faden in HH angezogen und fest geknotet wird, so dass der Bulbus in seine richtige Stellung rotiert und das vordere Muskelende nahe dem Kornealrand nach GG' gebracht wird.

Je nach der beabsichtigten Rotation wird die Lage der geknoteten Fadenschlingen ABC und $A'B'C'$ mehr oder weniger peripher auf dem Muskel gewählt.

Wird mit Kokain operiert, dann stellt der unmittelbare Effekt das endgültige Resultat dar, eine Überkorrektion ist daher nicht nötig. Wurde eine Narkose eingeleitet, dann muss man sich den Schielwinkel in Erinnerung rufen und schätzungsweise den Rotationsgrad ausführen.

Nach der Operation wird das Auge mit steriler Kochsalzlösung ausgespült, etwas Borsalbe auf die Lidränder gebracht und ein Gazeläppchen mit Wattebausch angelegt.

Nachbehandlung. — Das Auge wird täglich ausgespült und frisch verbunden, die Nähte werden am 8. Tag entfernt. Je ruhiger das Auge sich in den ersten Tagen verhält, desto rascher heilt die Wunde. Daher lasse ich kleinen Kindern die ersten vier Tage beide

Kapitel XI. Operationen an den äusseren Augenmuskeln.

Augen verbinden und sie im Bette liegen. Von da ab bleibt das nichtoperierte Auge offen und wird atropinisiert, das operierte wird bis nach Entfernung der Nähte jedesmal verbunden.

Bei einem älteren Kind, das sich genau an das hält, was man ihm sagt, braucht man das nicht-operierte Auge gar nicht zu verdecken; es wird atropinisiert, damit jede Akkommodationsanstrengung ausgeschaltet wird. Trägt das Kind eine Brille, dann lässt man sie über dem Verband tragen. Auf der vor dem nicht operierten Auge befindlichen Scheibe werden zwei Streifen Briefmarkenpapiers aufgeklebt, so dass zwischen ihnen ein schmaler, vertikaler Spalt bleibt. Blickt der Patient durch den Spalt, dann kann er auf- und abwärts schauen; horizontale oder akkommodative Bewegungen jedoch, die den Heilungsprozess des anderen Auges verzögern könnten, sind dabei ausgeschlossen.

Diese Operationsmethode verschafft den Nähten an beiden Enden einen unnachgiebigen Halt, so dass jeder gewünschte Rotationsgrad des Bulbus zur Ausführung gebracht werden kann. Bei mässigen Ablenkungen lagere ich den Muskel vor, ohne den Antagonisten zu tenotomieren; in hochgradigen Schielfällen führe ich in der Regel eine Rücklagerung des Antagonisten gleichzeitig aus, um ein Zurücksinken des Bulbus zu verhüten. Die anatomischen Beziehungen des Muskels sind bei diesem Verfahren möglichst wenig verändert. Da der mittlere Abschnitt des Muskels nicht in den Nähten eingeschlossen ist, so wird **seiner Hauptblutzufuhr kein Eintrag getan** und der unmittelbare Effekt bleibt endgültig bestehen.

Muskel-Kapselvorlagerung. In vielen Fällen neuropathischer Divergenz und in manchen, nach einer Internus-Tenotomie entstandenen Fällen von Divergenz empfiehlt es sich, Tenonsche Kapsel und Konjunktiva sowie den geschwächten Muskel vorzulagern. Diese beiden Häute haben nur eine geringe Elastizität, so dass eine Bewegung nach der entgegengesetzten Richtung eingeschränkt wird.

Man fasse Konjunktiva und Kapsel etwas ober- bezw. unterhalb des gerade vorzulagernden Muskels und schneide sie mit einer Schere ein wenig ein. Durch die Öffnung führt man die glatte Branche einer Princeschen Pinzette ein, nimmt die Sehne auf sie nach Art eines Schielhakens und schliesst die Pinzette; Häute und Sehne sind auf diese Weise zusammen eingeklammert, so dass eine Retraktion der ersteren ausgeschlossen ist. Nun mache man die lange, vertikale Inzision nahe dem Kornealrand und führe die Vorlagerung in der bereits beschriebenen Weise aus.

124   Kapitel XI. Operationen an den äusseren Augenmuskeln.

Sekundäre Vorlagerung. Nicht selten stellt sich ein Patient vor, dessen eines Auge infolge einer Internus-Tenotomie stark divergent steht. In der Regel lässt sich ein vorzügliches, kosmetisches Resultat selbst nach Jahren durch Vorlagerung des kontrahierten Muskels erzielen. Zuweilen jedoch ist der Muskel infolge Nichtgebrauchs stark atrophisch.

Konjunktiva und Kapsel pflegen in der Nachbarschaft des früheren Muskelansatzes mit dem Bulbus zusammengewachsen zu sein oder es kann auch dem Bulbus jede Bedeckung in dieser Gegend fehlen. Man fasse die Häute reichlich ober- bezw. unterhalb dieses Narbenbezirkes mit einer Hakenpinzette und präpariere sie mittelst einer Schere von der nasalen Fläche des Bulbus, wobei ein Schielhaken von Nutzen sein kann. Findet man den Muskel nicht an irgend einem Teil des vorderen Bulbusabschnittes festgewachsen, dann hat es keinen Zweck, mit einem Schielhaken weit hinten nach ihm zu suchen; denn man findet ihn niemals am hinteren Bulbusabschnitt haften. Man fasse die Bulbusdecken in der Gegend der eingesunkenen Karunkel, ziehe sie vor und klappe sie um; den Muskel bezw. seine Überbleibsel sieht man dann auf deren Unterfläche. Ich glaube, dass es nach einer Tenotomie weit seltener, als man allgemein annimmt, dem Muskel gelingt, sich wieder unmittelbar an dem Bulbus festzusetzen. Ist der Muskel noch leidlich gut erhalten, dann kann man ihn in der üblichen Weise vorlagern; ist er jedoch stark atrophisch, dann ist eine Muskel-Kapselvorlagerung vorzuziehen. Muskel und Häute werden mit einer Hakenpinzette gefasst und zwischen die Branchen einer Princeschen Pinzette gezogen. Die Fläche, an der Muskel und Häute zu befestigen sind, muss gut angefrischt werden.

Tenotomie.

Es gibt mehrere, wenig voneinander abweichende Methoden, diese kleine Operation auszuführen. Die hier beschriebene ist ebensogut wie eine der anderen.

Das Instrumentarium (S. 118, 119) besteht aus Sperr-Elevateur (a), gerader stumpfer Schere (d), Schielhaken (c) und Fixierpinzette (f). Der Patient liegt auf dem Tisch, beide Augen werden kokainisiert. Das zu operierende Auge wird mit einer sterilen Kochsalzlösung ausgespült und ein Tropfen Adrenalin eingeträufelt. Wird der linke

Kapitel XI. Operationen an den äusseren Augenmuskeln.

Internus operiert, so ist es bequemer, vor dem Patienten auf seiner linken Seite zu stehen; bei der Tenotomie irgend eines der anderen Recti ziehe ich es vor, mich hinter den Kopf des Patienten zu stellen. Der Sperr-Elevateur wird eingelegt, wenn der zu tenotomierende Muskel der Externus oder Internus ist; handelt es sich jedoch um den Rectus superior oder inferior, dann sind die Lider von dem Assistenten mit den Händen auseinander zu halten. Den Patienten lässt man nach der dem zu durchschneidenden Muskel entgegengesetzten Richtung blicken, damit dessen Ansatz möglichst nach vorn zu liegen kommt.

Mit der Pinzette fasse man die Konjunktiva über dem Sehnenansatz, mache mit der Schere eine ungefähr 1 cm lange Inzision senkrecht zur Richtung der Sehne und durchtrenne die Kapsel in derselben Weise, worauf der Ansatz der Sehne zu Gesicht kommt. Während die Pinzette den angeschnittenen Kapselrand noch festhält, mache man ein paar kleine Einschnitte mit der Schere nahe dem einen Sehnenrand, bis man merkt, dass die Scherenspitze leicht zurückgleitet, ohne auf Widerstand zu stossen. Nun lege man die Schere beiseite und nehme den Schielhaken in die rechte Hand. Die Spitze des Schielhakens führe man an den Einschnitt und lege ihn um den Ansatz der Sehne, bis er auf der anderen Seite zum Vorschein kommt; während dieses Manövers ist die Spitze des Hakens in Berührung mit der Sklera zu lassen. Nun lege man die Pinzette weg und übergebe den Schielhaken der linken Hand, wobei man jede Zerrung mit dem Haken zu vermeiden hat, da dies schmerzhaft ist. Mit der Schere schneide man zwischen Schielhakenspitze und Bulbus ein, bis die Sehne am Ansatz durchtrennt ist und der Haken abgleitet. Gewöhnlich führt man den Schielhaken nochmals ein, um nach etwaigen Ansatzfasern zu suchen, die der Durchtrennung entgangen waren. Es ist weder notwendig noch ratsam, die Konjunktiva zu nähen, es sei denn, dass der konjunktivale Einschnitt ungewöhnlich gross ausfiel.

Nach der Operation besteht ein recht erheblicher Beweglichkeitsausfall in der Zugrichtung des tenotomierten Muskels, der späterhin bis zu einem gewissen Grade verschwindet. Der Durchschnittseffekt einer Tenotomie des Internus beträgt 13°, der anderen Recti weniger als die Hälfte. Doch schwankt er innerhalb ausserordentlich weiten Grenzen.

Wattebausch und Binde sollten die ersten 48 Stunden getragen werden, danach kann man sie weglassen. Das Auge lässt man 3 bis 4 mal im Tag mit einer Borsäurelösung waschen, bis die Wunde geschlossen ist.

Komplette mittlere Tenotomie. In Amerika werden partielle Tenotomien recht häufig ausgeführt. Ich halte sie für nutzlos, da, ehe die ganze eigentliche Sehne durchtrennt ist, kein greifbarer Effekt erzielt wird. Aber sehr wohl der Nachahmung wert ist die hübsche und exakte Methode, nach der diese partiellen Tenotomien ausgeführt werden. Mittelst dieses Verfahrens lässt sich die Sehne selbst vollständig durchtrennen, während ihre seitlichen Fortsätze unbedingt intakt bleiben.

Der Patient wird wie zu einer gewöhnlichen Tenotomie vorbereitet. Die in Betracht kommenden Pinzetten, Scheren und Schielhäkchen sind die nach Stevens (S. 127). Der hinter dem Kopf des Patienten stehende Arzt fasst mit der Pinzette die Konjunktiva über der Sehne nahe deren Ansatz und schneidet sie wagerecht in genügender Länge ein; die Tenonsche Kapsel wird nun in ähnlicher Weise inzidiert, gerade genügend, um die Sehne freizulegen. Hierauf werden die mittleren Fasern der Sehne mit der Pinzette gefasst und mit der Schere ein Knopfloch in die Sehne geschnitten. Die Pinzette wird abgelegt und durch dieses Knopfloch der kleine Schielhaken eingeführt, so dass dessen Spitze nach dem einen Sehnenrand gerichtet ist. Danach wird die eine Hälfte der Sehne vorsichtig von der Mitte aus nach dem Rande zu auf dem Schielhaken durchtrennt, die Spitze des Hakens gewendet und schliesslich die zweite Hälfte in ähnlicher Weise durchschnitten.

Zieht man den Schielhaken nach seiner ersten Einführung in das Knopfloch an, so macht sich eine Spannung der Sehne bemerkbar. Wenn die ganze eigentliche Sehne durchtrennt ist, dann fühlt man mit dem Schielhaken immer noch eine beträchtliche Spannung an den Wundrändern. Dieser Widerstand aber beruht auf den seitlichen Sehnenfortsätzen, die auf keinen Fall durchtrennt werden sollen, da die Sicherheit der Operation gerade von ihrer Erhaltung abhängt. Zuweilen ist es unmöglich, den Rand der Sehne scharf zu deuten, da er allmählich in die seitlichen Fortsätze übergeht; in einem solchen Fall muss man sich von dem Grad der Spannung, den der Schielhaken vermittelt, leiten lassen.

Keine Nachbehandlung ist notwendig ausser häufigem Waschen mit einer Borsäure- oder Kochsalzlösung.

Diese Operation scheint sichere Resultate zu liefern, solange sie nicht wahllos ausgeführt wird, ihre Wirkung ist jedoch eine be-

Kapitel XI. Operationen an den äusseren Augenmuskeln. 127

schränkte, ca. 6⁰—7⁰ beim Internus, 3⁰ beim Rectus superior. Der Effekt schwankt sehr wenig in den verschiedenen Fällen und zeigt

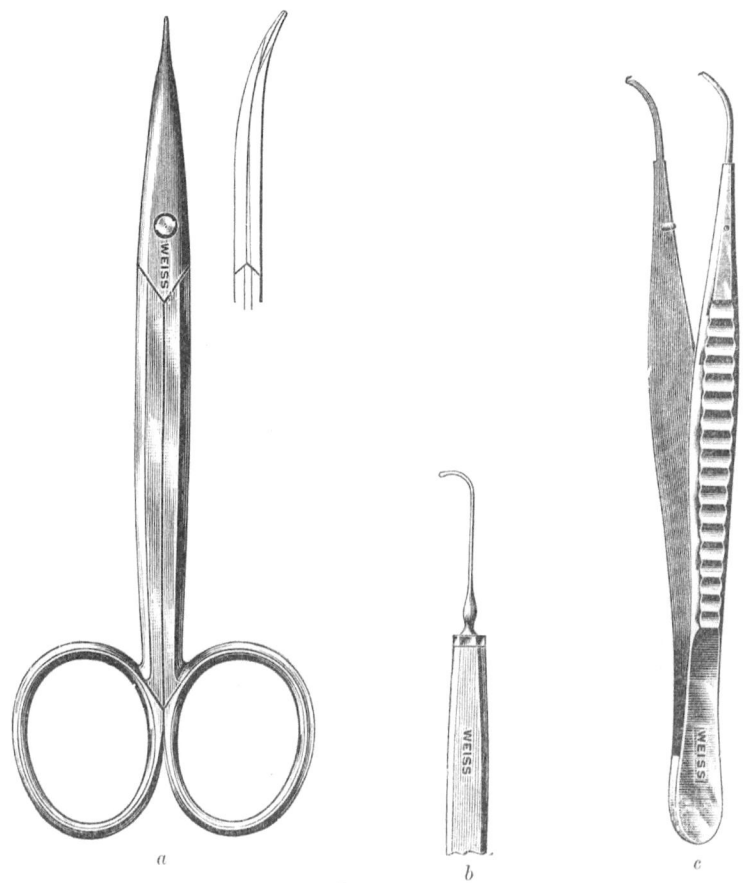

Fig. 25.
Instrumentarium zur mittleren Tenotomie.
Schere, Schielhäkchen und Pinzette (n. Stevens).

keine Tendenz, mit der Zeit zuzunehmen; in der Regel habe ich nach einigen Wochen eine kleine Abnahme bemerkt.

Anhang.

Kongenitale Amblyopie.

Tabelle VI zeigt den Grad des Refraktionsfehlers und der Sehschärfe in 23 Fällen kongenitaler Amblyopie, die im Kapitel IV beschrieben wurden.

Tabelle VI.

Besseres Auge			Schlechteres Auge		
Refraktionsfehler		Seh-schärfe	Refraktionsfehler		Seh-schärfe
Schwächster Meridian	Stärkster Meridian		Schwächster Meridian	Stärkster Meridian	
$+1$	$+1$	$6/6$	$+2,5$	$+4$	$6/60$
$-0,5$	0	„	$-0,5$	$+4,5$	$6/36$
$+1,5$	$+1,5$	„	$+1$	$+3,5$	$6/24$
$-1,5$	$+2$	$6/9$	-2	$+2,5$	$6/18$
$+2$	$+2$	$6/6$	$+2$	$+5$	$6/18$
$+1$	$+1,25$	„	0	$+5,25$	$6/36$
$+1,25$	$+1,25$	„	$+5$	$+7$	$6/36$
$+1,5$	$+1,5$	„	$+5$	$+6,5$	$6/24$
$+4$	$+4$	„	$+5,5$	$+8,5$	$6/24$
$+0,5$	$+0,5$	„	$+1$	$+1$	$6/36$
$+0,5$	$+0,5$	„	$+4$	$+6$	$6/60$
$+1$	$+1,25$	„	$+1$	$+4,5$	$6/24$
$+3,5$	$+3,5$	„	$+2$	$+6,5$	$6/36$
$+1,5$	$+1,75$	„	$+1,5$	$+4,75$	$6/18$
$+0,5$	$+0,5$	„	-1	$+3$	$6/24$
$+1$	$+1$	„	$+1$	$+4$	$6/24$
0	0	„	$+4$	$+6,5$	$6/24$
$+3$	$+3,5$	$6/9$	$+3$	$+7$	$6/36$
$+1$	$+1$	$6/6$	$-1,5$	$+2,5$	$6/24$
$+0,75$	$+1$	„	$+3$	$+5,5$	$6/18$
$+2$	$+2$	„	$+2$	$+6,5$	$6/36$
$+0,5$	$+0,5$	„	$+1$	$+4,5$	$6/18$
$+0,25$	$+0,75$	„	$+1,5$	$+5,5$	$6/24$

Anhang.

Tabelle VII zeigt den Refraktionsfehler und die Sehschärfe in 11 Fällen der Tabelle III (S. 44), die eine Amblyopie von $^6/_{18}$ oder mehr aufwiesen. Die mangelhafte Sehschärfe ist auch in diesen Fällen fast sicher eine kongenitale.

Tabelle VII.

Fixierendes Auge			Schielauge		
Refraktionsfehler		Seh-schärfe	Refraktionsfehler		Seh-schärfe
Schwächster Meridian	Stärkster Meridian		Schwächster Meridian	Stärkster Meridian	
+2	+2	$^6/_6$	+1,5	+5,5	$^6/_{24}$
+3,5	+4	„	+3,5	+6	$^6/_{18}$
+1,5	+1,5	„	+1,5	+5	$^6/_{24}$
+4	+4,5	„	+2	+5,25	$^6/_{18}$
+2	+3	„	+2	+7	$^6/_{36}$
+1	+1	„	+1	+3,5	$^6/_{18}$
+2,5	+3	?	+0,5	+3,5	$^6/_{18}$
+3	+3	$^6/_6$	+3,5	+7,5	$^6/_{60}$
+0,5	+0,5	„	−1	+2,75	$^6/_{18}$
+2,75	+3,5	„	+1	+5,5	$^6/_{24}$
+1,25	+1,25	„	+4,5	+8,5	$^6/_{24}$

Prismen und dezentrierte Linsen.

Es gibt mehrere Arten der Prismennumerierung. Daher ist es notwendig, bei der Verordnung das gewünschte Prismensystem anzugeben. In diesem Buch wird die Stärke eines Prismas durch die Anzahl der Grade ausgedrückt, um die ein Lichtstrahl abgelenkt wird, eine ablenkende Kraft, die ungefähr die Hälfte des brechenden Winkels (des Winkels zwischen beiden Planflächen) beträgt.

Prismen bewirken scheinbare Verschiebung der Gegenstände und chromatische Dispersion des weissen Lichtes; ersterer Übelstand wird klinisch dadurch umgangen, dass das Prisma auf beide Augen verteilt wird. Wünscht man z. B. in einem Fall von 2° Hyperphorie 1½° zu korrigieren, dann würde man ein Prisma ¾°, Basis nach unten, für das rechte Auge, und ein ebenso starkes Prisma, Basis nach oben, links verordnen. Chromatische Dispersion macht sich bei Prismen, deren ablenkende Kraft nicht 2° übersteigt, nicht geltend.

Ein durch eine sphärische Linse im optischen Mittelpunkt gehendes Büschel paralleler Strahlen wird konvergent oder divergent gebrochen; ein Strahlenbüschel, das in der Peripherie durch die Linse geht, wird ausserdem (wie durch ein Prisma) nach der Achse einer Konvexlinse zugebrochen, von der Achse einer Konkavlinse weggebrochen.

Brillengläser, die Prismenkombinationen mit sphärischen oder zylindrischen Linsen enthalten, sind teuer, weil sie besonders geschliffen werden müssen, der Optiker kann sie nicht aus dem Lagerbestand zubereiten. Muss jedoch der Patient ohnedies einigermassen scharfe Gläser tragen und handelt es sich um einen geringen prismatischen Effekt, so lässt sich dieser durch Dezentrierung des Brillenglases erreichen, d. h. der Optiker schneidet die Scheibe anstatt aus der Mitte des fertig geschliffenen (zentrierten) Glases mehr aus der Seite. Dieses Verfahren ist weit billiger. Der Effekt einer Zylinder-Dezentrierung senkrecht zur Achse ist derselbe wie die Dezentrierung einer sphärischen Linse. Bei den Linsen gangbarer Lagergrösse ist genügend Raum, um ein Brillenglas gewöhnlicher Grösse ca. 3 mm zu dezentrieren, d. h. für beide Augen zusammen 6 mm.

Eine horizontale Dezentrierung bis zu 3 oder 4 mm lässt sich dadurch erzielen, dass die Brillengläser im ganzen nach aussen oder innen verschoben werden, d. h. durch die Wahl einer zu breiten oder zu engen Fassung. Dies sieht jedoch hässlich aus; ausserdem sind horizontale Prismen fast nie notwendig in der Augenheilkunde.

Folgende, nach der Formel von Maddox zusammengestellte Tabelle gibt die prismatische Wirkung dezentrierter Linsen an:

	2 mm	3 mm	4 mm	5 mm	6 mm
2 D.	14′	21′	27′	35′	41′
3 D.	21′	31′	41′	52′	1° 2′
4 D.	27′	41′	55′	1° 10′	1° 22′
5 D.	35′	52′	1° 10′	1° 26′	1° 43′
6 D.	41′	1° 2′	1° 22′	1° 43′	2° 4′
7 D.	48′	1° 12′	1° 36′	2°	2° 24′
8 D.	55′	1° 22′	1° 50′	2° 19′	2° 45′

Das Deviometer (S. 54).

Das Auge des Patienten befindet sich nur 60 cm vom Apparat entfernt. Daher wird er beim Betrachten des Knopfes über der Kerze eine dieser Entfernung proportionale, dynamische Konvergenz ausüben, was, wie man mir oft vorhielt, den Grad des Einwärtsschielens grösser erscheinen liesse als er ist. Dies trifft aber nicht zu, weil das Auge des Arztes sich in gleicher Entfernung, genau über dem Nullpunkt der Skala, befindet.

Die Verhältnisse lassen sich leicht durch einen Versuch an einem normalsichtigen Menschen veranschaulichen. Betrachtet er den Knopf, dann konvergieren beide Sehachsen nach diesem Punkte zu; der Arzt bringt sein Auge in dieselbe Entfernung — gerade über den Knopf —, so dass er die vertikalen Lichtlinien symmetrische Stellungen auf den Hornhäuten des beobachteten Patienten einnehmen sieht, ein Zeichen, dass der letztere nicht schielt. Könnte der beobachtete Patient den Knopf mit einem Auge betrachten, ohne dynamische Konvergenz auszuüben (also mit gerade gerichteten Sehachsen), dann hätte der Arzt den Eindruck, dass er divergierend schielt — und in der Tat, für diese Entfernung würde er auch wirklich divergierend schielen.

Keine weiteren Anpassungen sind nötig als die Beachtung, dass die Schnur von 60 cm Länge angespannt bleibt. Da die Skala gerade verläuft und keinen Bogen vorstellt, so verursacht eine geringe, seitliche Bewegung von seiten des Patienten keinen nennenswerten Fehler. Der Höhenabstand der Augen des Patienten vom Tisch ist gleichgültig.

Einzelheiten der Konstruktion. — Die von einem Schreiner hergestellte Holzarbeit kostet 10—12 M. Folgende Masse haben sich als die besten herausgestellt:

Für den aus irgend einer weichen Holzart bestehenden Fussteil: 30 cm Breite, 15 cm Tiefe (von vorn nach hinten), $6^{1}/_{4}$ cm Höhe;

Für das senkrechte Gestell: Höhe (vom Tische aus) $33^{3}/_{4}$ cm (d. h. $27^{1}/_{2}$ cm über dem Fussteil), Breite $12^{1}/_{2}$ cm, Dicke 1,9 cm.

Der Arm dreht sich an einem Bolzen, der im Gestell steckt, und ruht in einem der auf beiden Seiten befindlichen Stützen. Je nach Bedarf wird er rechts oder links hinübergelegt. Der Arm besteht aus hartem Holz und misst $67^{1}/_{2}$ cm Länge, 5 cm Breite, $^{1}/_{2}$ cm Dicke. Vorn ist er schwarz angestrichen. Auf einem langen Streifen weissen Papiers von ca. $^{5}/_{4}$ cm Breite sind die Tangenten der Grade für einen Abstand von 60 cm aufgezeichnet. Der Papierstreifen ist auf der Rückseite des Armes mit dem Nullpunkt am Zapfenloch aufgeklebt und mit einem Firnis überzogen.

Die Tangenten zu Graden auf eine Entfernung von 60 cm sind:

2° — 2,1 cm	18° — 19,5 cm	34° — 40,5 cm
4° — 4,2 „	20° — 21,8 „	36° — 43,6 „
6° — 6,3 „	22° — 24,2 „	38° — 46,9 „
8° — 8,4 „	24° — 26,7 „	40° — 50,3 „
10° — 10,6 „	26° — 29,3 „	42° — 54 „
12° — 12,8 „	28° — 31,9 „	44° — 57,9 „
14° — 15 „	30° — 34,7 „	46° — 62,6 „
16° — 17,2 „	32° — 37,5 „	48° — 66,7 „

Die elektrische Ausstattung lieferten mir die Herren Bonella & Sohn, Mortimerstr. 58, London W., für 9 M. den Satz. Beim Anlegen des Druckknopfes wird nur der eine Draht durchschnitten, der andere intakt gelassen.

Sachregister.

Abduktion, binokulare s. Divergenzfähigkeit.
Abduktion beim Strab. converg. 13, 26, 50.
Adduktion 50.
Alternierendes Schielen 15; Behandlung 70.
Amblyopie der Schielenden 18, 43; kongenitale 35, 128; erworbene (ex anopsia) 37.
Amblyoskop 73; zur Prüfung des binokularen Sehens 3; der Fusion 6, 78.
Anisometropie 25, 32, 60.
Astigmatismus der Schielenden 23.
Atropinverordnung 65.

Bandmethode zur Messung des Schielwinkels 56.
Binokulares Sehen 1; Grade 4; Prüfung 5.
Brillen für Kinder 61.

Cyklophorie 97, 104, 109.

Dezentrierung 125.
Deviometer 53, 130.
Diplopie bei Schielenden 17; physiologische 3, 9; postoperative 19; monokulare 20.
Divergenzfähigkeit 105.
Dondersche Theorie 27.
Doppelprisma 100.
Dynamische Konvergenz 14, 31, 50; Refraktion 14, 31; Insuffizienz der Konvergenz 113.

Elfenbeinkugelprobe 51.
Esophorie 97, 103, 106.
Exklusion des Schielauges 16, 52.
Exophorie 97, 103, 107.

Figurenplatten 75.
Fixation, zentrale 18, 49; falsche 19.
Fixationsreflex 9.
Formsinn, Untersuchung des 36.
Fusionsbreite 104.
Fusionsübungen 67, 78.
Fusionsvermögen, Entwickelung des 9, 67; mangelhaftes 30, 33.

Heredität 33.
Heringscher Fallversuch 7.
Heterophorie 32, 95; Beispiele 112.
Heterotropie 96.
Hypermetropie der Schielenden 28, 31.
Hyperphorie 97, 103, 108; doppelte 103, 109.

Insuffizienz der dynamischen Konvergenz 113.

Kataphorie 109.
Keuchhusten 32.
Klinoskop 98.
Konvergenzfähigkeit 105.

Makula, falsche 19.
Maddox-Stäbchen 99, 102.
Motilitätsprüfungen 98.

Orthophorie 95.

Perimeter-Methode zur Prüfung des Schielwinkels 56.
Periodisches Schielen 14; Behandlung 71.
Phorometer 98.
Prismen, rotierende 106; Numerierung 100; Übungen 111.
Prüfkarten für die Nähe 101
Pseudo-Heterophorie 97; Cyklophorie 97, 111.

Refraktion der Schielenden 23; Bestimmung der — 57; Korrektion 59.

Schielen der Säuglinge 20; Erkennen des Schielens 47; siehe auch Strabismus.
Schielwinkel, Messung des 53.
Sehschärfe, Untersuchung der 51.
Snellensche Probe 5.

Statische Konvergenz 31, 50.
Stereoskope 71.
Strabismus concom. converg., Definition 12; Wesen 13; Verlauf 21; Beginn 22; Ätiologie 25.
Strabismus divergens myopicus 90; neuropathicus 92; infantilis 92; bei exzessiver Myopie 94; erblindeten Augen 94; nach Tenotomien des Internus 94.
Subduktion 105.
Superduktion 105

Tangentenskala 55, 100, 131.
Tenotomie 67, 70, 124; komplette mittlere 126.

Vererbung, Einfluss der 33.
Vorlagerung 68, 115; nach Worth 116; Muskel-Kapselvorlagerung 123; sekundäre 124.

Winkel α 47; γ 47, 57.

Verlag von Julius Springer in Berlin.

Der Herzmuskel
und seine Bedeutung für
Physiologie, Pathologie und Klinik des Herzens.
Ein Versuch zur Entwickelung einer allgemeinen Pathologie und Symptomatologie der Herzmuskelerkrankungen auf anatomischer Grundlage.
Von Dr. **Ehrenfried Albrecht,**
Arzt in Berlin.
Mit 3 Lichtdruck- und 4 lithographischen Tafeln.
Preis M. 14.—.

Vorlesungen über Physiologie.
Von Dr. **M. von Frey,**
Professor d. Physiologie u. Vorstand d. Physiolog. Instituts a. d. Universität Würzburg.
Mit zahlreichen Textfiguren.
In Leinwand gebunden Preis M. 10.—.

Das Mikroskop und seine Anwendung.
Handbuch der praktischen Mikroskopie und Anleitung zu mikroskopischen Untersuchungen.
Von Dr. **Hermann Hager.**
Nach dessen Tode vollständig umgearbeitet und in Gemeinschaft mit
Dr. O. Appel, Dr. G. Brandes, Dr. P. Stolper,
neu herausgegeben von
Dr. Carl Mez,
Professor der Botanik an der Universität Halle.
Neunte, stark vermehrte Auflage.
Mit 401 in den Text gedruckten Figuren.
In Leinwand geb. Preis M. 8.—.

Therapie des Säuglings- und Kindesalters.
Von Dr. **A. Jacobi,**
Professor der Kinderheilkunde an der Columbia-Universität zu New-York.
Autorisierte deutsche Ausgabe der zweiten Auflage von Dr. O. Reunert.
In Leinwand gebunden Preis M. 10.—.

Mikroskopie und Chemie am Krankenbett.
Für Studierende und Ärzte bearbeitet
von Prof. Dr. **H. Lenhartz.**
Mit zahlreichen Abbildungen im Text und 3 Tafeln in Farbendruck.
Vierte, wesentlich umgearbeitete Auflage. — In Leinwand gebunden Preis M. 8.—.

Leitfaden der Therapie der inneren Krankheiten
mit besonderer Berücksichtigung der
therapeutischen Begründung und Technik.
Ein Handbuch für praktische Ärzte und Studierende
von Dr. **J. Lipowski.**
Zweite, verbesserte und vermehrte Auflage.
In Leinwand gebunden Preis M. 4.—.

Zu beziehen durch jede Buchhandlung.

Verlag von Julius Springer in Berlin.

Lehrbuch der Gynäkologie.
Von Dr. Max Runge,
o. Prof. d. Geburtshülfe u. Gynäkologie, Direktor d. Univ.-Frauenklinik zu Göttingen.
Mit zahlreichen Abbildungen im Text.
Zweite Auflage.
In Leinwand gebunden Preis M. 10.—.

Lehrbuch der Geburtshülfe.
Von Dr. Max Runge,
o. Prof. d. Geburtshülfe u. Gynäkologie, Direktor d. Univ.-Frauenklinik zu Göttingen.
Mit zahlreichen Abbildungen im Text.
Siebente Auflage.
In Leinwand gebunden Preis M. 10 —.

Schmerzlose Operationen.
Örtliche Betäubung mit indifferenten Flüssigkeiten.
Psychophysik des natürlichen und künstlichen Schlafes.
Von Dr. C. L. Schleich.
Vierte, verbesserte Auflage.
Mit 32 Abbildungen im Text.
Preis M. 6.—; in Leinwand gebunden M. 7.20.

Neue Methoden der Wundheilung.
Ihre Bedingungen und Vereinfachung für die Praxis.
Von Dr. C. L. Schleich.
Zweite, verbesserte Auflage.
Preis M. 7.—; in Leinwand gebunden M. 8.20.

Die Krankheiten der oberen Luftwege.
Aus der Praxis für die Praxis.
Von Prof. Dr. Moritz Schmidt.
Dritte, sehr vermehrte und verbesserte Auflage.
Mit 182 Abbildungen im Text und 7 Tafeln.
In Leinwand gebunden Preis M. 18.—.

Medizinisch-klinische Diagnostik.
Lehrbuch der Untersuchungsmethoden innerer Krankheiten für Studierende und Ärzte.
Von Prof. Dr. Felix Wesener.
Mit 100 Figuren im Text und auf 12 lithographierten Tafeln.
In Leinwand gebunden Preis M. 10.—.

Seit 1887 erscheinen:
Therapeutische Monatshefte.
Herausgegeben von
Dr. Oskar Liebreich
unter Redaktion von
Dr. A. Langgaard und Dr. S. Rabow.
Jährlich erscheinen 12 je 4—5 Bogen starke Hefte zum Preise von M. 12.—.

Die „**Therapeutischen Monatshefte**" behandeln alle Fragen, welche die Therapie betreffen, und tragen dem Verlangen nach einem Organe, welches in streng wissenschaftlicher Weise die Bedürfnisse des praktischen Arztes berücksichtigt, Rechnung.

Was der Arzt sich nur mit vieler Mühe und grossem Zeitverlust aus einer grossen Anzahl von Büchern, Journalen und Zeitschriften zusammensuchen muss, um bezüglich der wichtigsten therapeutischen Fragen nur einigermassen informiert zu sein, bringen die allmonatlich erscheinenden „Therapeutischen Monatshefte" in geeigneter Form.

Zu beziehen durch jede Buchhandlung.

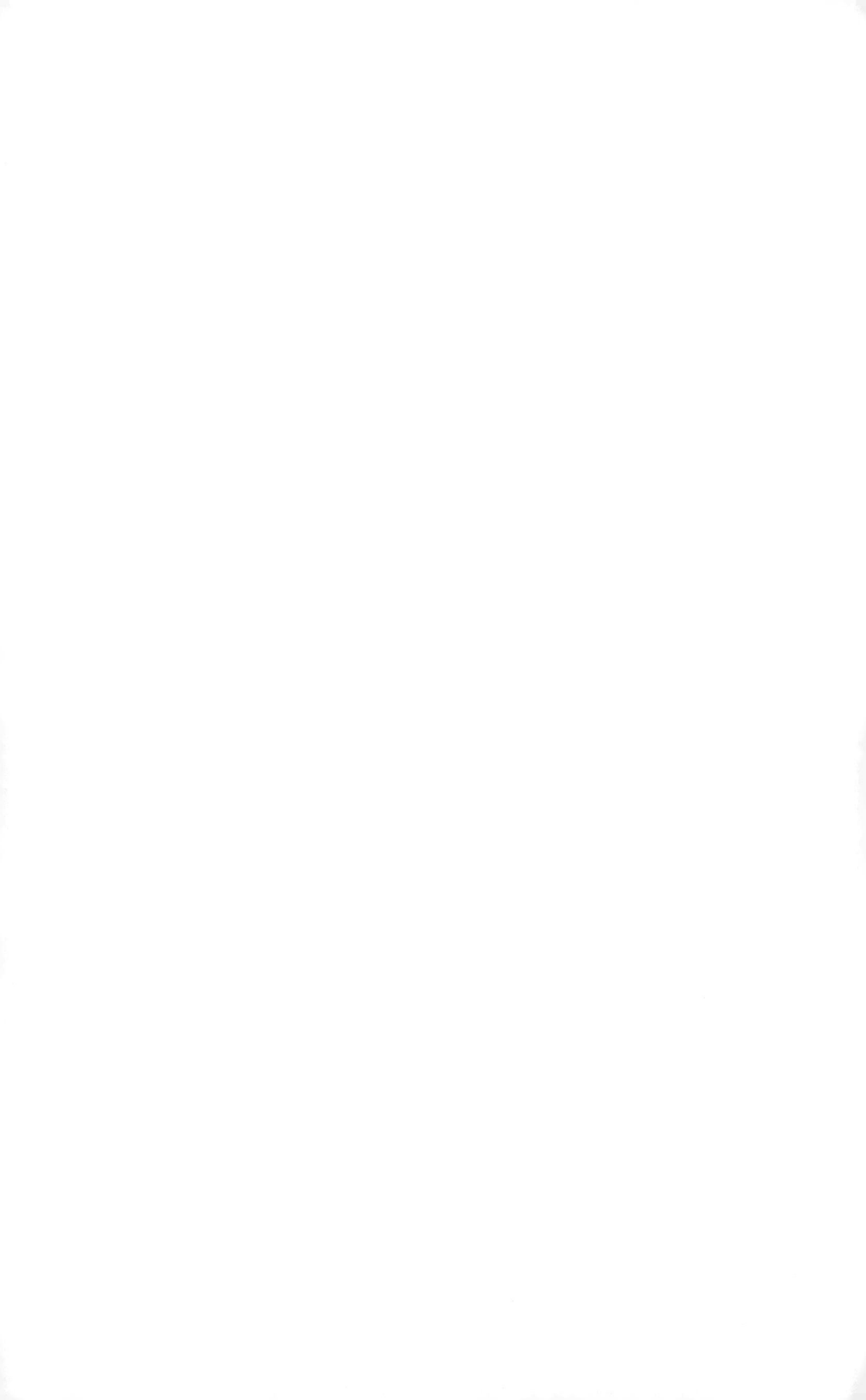

MIX
Papier aus verantwortungsvollen Quellen
Paper from responsible sources
FSC® C105338

If you have any concerns about our products,
you can contact us on
ProductSafety@springernature.com

In case Publisher is established outside the EU,
the EU authorized representative is:
**Springer Nature Customer Service Center GmbH
Europaplatz 3, 69115 Heidelberg, Germany**

Printed by Libri Plureos GmbH
in Hamburg, Germany